これが本当の「冷えとり」の手引書

治頑疾、防未病，
養出固本「自癒力」

百病起於寒

暢銷經典版

日本排寒之父
進藤義晴

排寒會負責人
進藤幸惠
著

楊詠婷
譯

方舟文化

序／養生不排寒，一切都白忙

我從大阪大學醫學系畢業後，成了耳鼻喉科的醫生。剛開始，光是診治病人就佔去了我全部的心力，等我累積了十多年的治療經驗，看到許多病患爲了治療花費大筆金錢、耗時耗力就非常難過，實在很想讓他們不必嘗到如此痛苦的經歷。只要自己沒辦法簡單、快速又便宜地治好病患，就會覺得自己辜負了他們，對於西醫這種將人體看作器官零件、只對局部做檢查治療的方式，產生了極大的疑惑。

想要徹底斷絕病根，就不能只看生病的部位，必須觀察全面的人體。既然如此，有沒有比現今醫學更全面的治療方式呢？我努力尋找並研究，最後找到了中醫。但我並不滿足於知識與理論面，開始拿自己及家人的身體當實驗品，嘗試了針灸及中藥等各種相關治療，對中醫有了更精通的暸解。

我開始採用這種融合中西醫優點、全面性的治療方式，結果不但提高了療效，更讓許多病患慕名而來。最後出現了十分有趣的畫面：明明是耳鼻喉科的診療室，卻擠滿了氣喘、糖尿病及痛風等應該去內外科診治的病患。結果，病患一個個痊癒了，卻因為我沒開藥、沒注射又沒動手術，到最後無法收取健保費，導致醫院的收入銳減，加上醫院施壓無效，最後我被迫離職。

而後，因為太多病患強烈要求我繼續看診，我便在一九八一年四月一日於自家開設診所。此後，我秉持著中醫「天人合一」的整體觀，繼續爲病患們看診。

「排寒療法」則是我在一九八三年五月剛滿六十歲時所發現的，當時我經常感到腳部冰冷且身體不適，在試著讓腳部溫暖起來之後，竟發現所有不適不但消失了，身體也變好了。注意到這一點之後，我開始進行觀察，最後發現只要身體出現不適，便「將胸部以下泡在熱水裡」，身體狀況就會好轉。我將這種療法稱為「半身浴」，現在已經是家喻戶曉的保健方式了，實在令人心喜。

當我進一步要求病患養成穿多層襪及半身浴等幫下半身「保暖」的排寒習慣，治療效果更是大大提升。我自己本身更因此而擺脫了長年的肩膀痠痛及牙痛，同時從此不再感冒。

曾有一位長期為慢性中耳炎所困、嚴重到必須戴助聽器的病患來看診，三十年來他的耳朵不斷流膿，甚至被醫生警告很可能會引發腦膜炎。我建議他嘗試排寒療法，結果中耳炎竟不藥而癒，聽力也恢復到不需要助聽器的情況。雖然他的鼓膜因中耳炎而破裂，被判斷很難重新癒合，但也不是不能修復的。

我們人體隱藏著強大的自癒力（自然治癒力），能夠隨時將身體修復至健康正常的狀況。但是，「寒氣」卻會阻礙身體發揮這個能力，造成失常。因此，只要去除這個滯礙，接下來就交給身體與生俱來的自癒力即可。不必刻意「治病」，只要去除掉「寒氣」這個致病因素，身體自然就會「痊癒」，完全不需要手術、藥物、貼布、健康食品或其他器具。

甚至還有因腎臟壞死而長期洗腎的病患，在採取排寒療法1年後，腎臟竟然恢復了功能。從西醫的角度來看，這簡直就是奇蹟，連他的主治醫生都驚訝到說不出話來，但事實擺在眼前，由不得人不相信。

像這樣因進行排寒療法後莫名痊癒的例子，實在多不勝數。排寒療法和一般世間所認知的醫學截然不同，它認爲「百病從寒起」，只要從飲食及心理上時時「保暖防寒」，就能無病一身輕。雖然方法一點也不難，但還是有很多人做不到，因爲他們缺乏「打從心底改變致病習慣」的決心。我認爲是自己的診療方式有問題，才導致病患出現如此輕忽的態度，在深深的自責之下，我於十年前關閉了診所。

但是，近來有越來越多支持排寒療法的人，從全國各地向我女兒幸惠提出邀約，希望她前往進行諮商或演講。即使排寒療法的實行方法十分簡單，只要看書就足夠了，但還是有很多人感到不安，不斷重覆詢問相同的問題。我女兒因此吃了不少苦頭，但也從中學習到許多事情。

排寒療法是一種「自療醫學」，主張自己種下的「毒果」，要靠自己根除。除了方法簡單，效果更是迅速。

雖然簡單，但大部分的人還是因爲「穿多層襪很麻煩」或「無法堅持半身浴」等問題，最終半途而廢。寧可長年花錢看病、呑下一堆處方藥，也不願貫徹這種自己就能做的簡單療法——說到底，他們就是不相信自己身體的能力。

另外還有一個難關，就是中途會出現的「瞑眩反應」[1]。當身體出現好轉，大家通常都會既驚又喜，但接下來就要開始面對身體和心理的各種不適。這段過程眞的十分難熬，很多人就此半途而廢。但是，爲了身體健康，無論如何都必須熬過去才行。天助自助者，如果凡事只想依靠外力，什麼事都不可能成功。

近來，一直被嫌棄又土又醜的五趾襪，開始流行了起來；「半身浴」或「足湯」等也成爲普遍的美容妙方，許多年輕女性更開始愛上「多層襪」這種舒適的保暖方式。到如今，「排寒」已經成爲眾所周知的健康概念，並滲透至所有人的生活之中。

花費了將近三十年的光陰，「排寒療法」才終於爲大家所熟知，我感到既喜悅又欣慰。但是，坊間卻流傳著許多錯誤的觀念，

1 瞑眩反應，一種體質改變或排出毒素後的好轉反應，常會出現各種疑似副作用的現象（如倦怠、嘔吐或頭痛），但是瞑眩反應消失後，身體將變健康、疾病也會好轉，中醫甚至有「若藥不瞑眩，厥疾不瘳」（不起瞑眩，症狀不癒）的說法。

為了讓世人對「排寒療法」有更深入及正確的了解，我和幸惠共同寫下了這本書。

如果感到自己堅持不下去了，請回頭再看一次書。希望正確的「排寒療法」，能讓每個人走向「正確的生活方式」。我打從心底祝福大家！

進藤義晴

幸福醫學完全排寒手冊　目錄

PART 1

了解「排寒」——進藤義晴

1-1 什麼是完全排寒？

PART 2

開始「排寒」——進藤幸惠

2-1

2-2

PART 3

永續「排寒」——進藤幸惠

3-2 排寒成功實例

PART 1

了解「排寒」

生活裡許多點點滴滴的細節，
都是寒氣入侵的管道，
輕忽會讓身體付出代價，
不知不覺中疾病疼痛也一點一點成形，
每個人積寒的狀況與程度不同，
排寒後出現的瞑眩反應也不同，
寒氣錮結，必須用耐心和信心，持之以恆。

進藤義晴

1-1

什麼是完全排寒？

POINT
①排寒治萬病！
②每日半身浴及穿多層襪
③原則是「頭涼腳暖」和「八分飽」

正確排寒治萬病

「排寒療法」對於慢性身體不適，香港腳、皰疹及異位性皮膚炎等過敏或皮膚病，不孕症及經期不順等婦科疾病，暗沉、細紋及白髮，腰痛，憂鬱症及失眠，所有癌症、失智症等各種疾病都有效果，幾乎可以說是「治萬病」。

只要體質調整好，肌膚就會變得光澤美麗，同時體重減輕、睡

排寒生活的基本原則

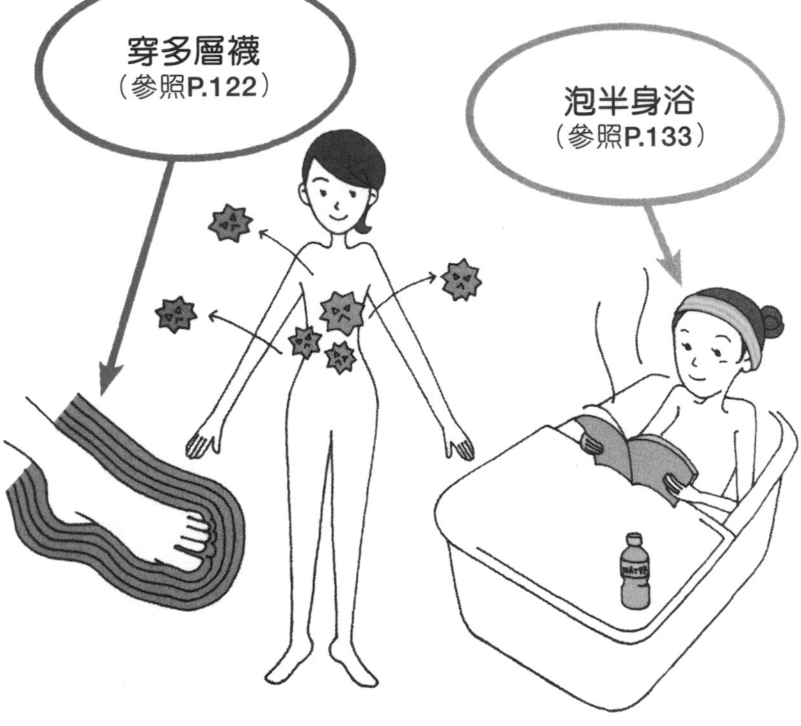

➥泡半身浴時要讓身體從裡暖到外，就不會著涼。
➥身體狀況越不好，泡半身浴的時間就要越長。
➥無法泡半身浴時，可泡足湯（參照P.133）。
➥出浴時，要立刻穿上襪子。
➥襪子要選擇寬鬆不束腳的。
（如果妨礙血液循環，可去除橡皮筋部分）
➥最重要的是隨時保持下半身溫暖。

眠良好，身體也變得不容易疲倦。

「頭涼腳暖」和「八分飽」

不管是電視節目或健康雜誌，都不斷地宣傳著各種健康法或健康食品的效果。我和我女兒也經常收到各地寄來的求助信件或E-mail，詢問「這種治療法有用嗎」或「這個健康食品效果如何」等等。甚至還有人看過我的書後，跑來問道：「我覺得排寒療法太麻煩了，可以這樣嗎……」我必須提醒大家，排寒療法和坊間其他的健康法、飲食法是完全不一樣的，因此沒辦法隨便與其他方法互相摻雜或混爲一談。

例如，排寒療法的兩個原則是「頭涼腳暖」和「八分飽」，它們其實是自古就流傳下來的健康要訣，但現代人都被一堆不知所謂的流行情報給迷惑，反而對老祖宗的智慧嗤之以鼻、不屑一顧，沒

飲食過量會造成各種症狀

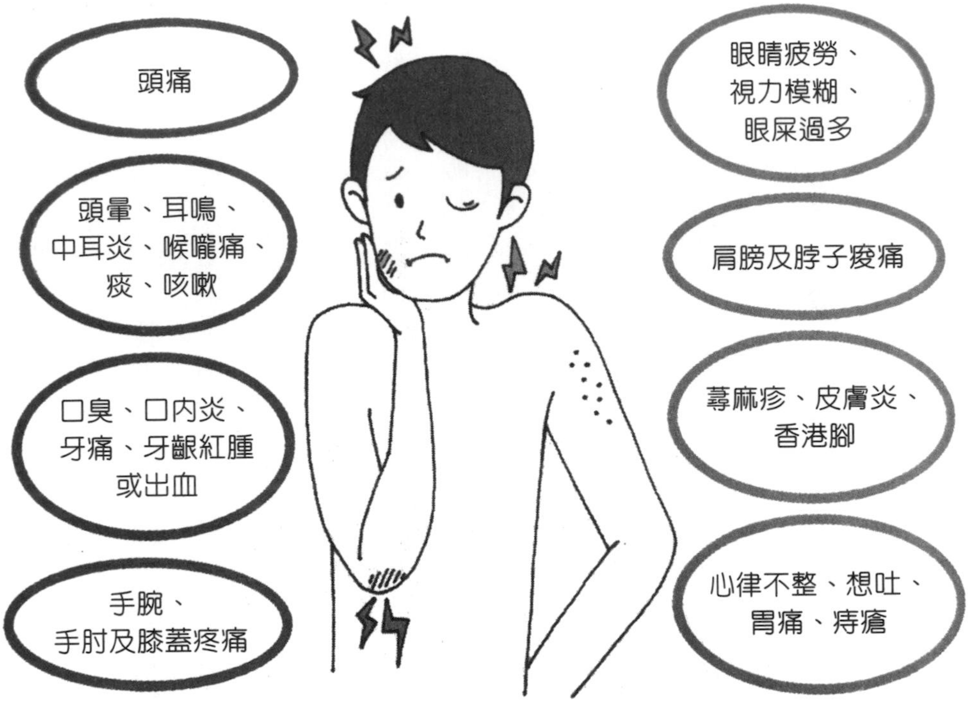

➥這些症狀都代表身體的警訊。

有人願意實行。

說是「八分飽」，其實更確切地說，是在細嚼慢嚥30分鐘後，腹部會開始產生飽足感，這時就代表最適量，這是我長年親身試驗後所得到的結果。一旦出現飽足感，最好立刻停止進食。此外，吃東西時，最忌諱的就是對食物毫不感恩，只顧狼吞虎嚥。如果是這樣的飲食方式，最好只吃五分飽或六分飽比較好。

因爲吃飯狼吞虎嚥，就很難產生飽足感，經常一不小心就吃太多。

而大部分的疾病，都起因於飲食過量。狼吞虎嚥，就代表幾乎沒有咀嚼，這樣會造成消化吸收出現問題，導致身體無法獲得營養。如果沒有時間慢慢花30分鐘吃東西，我的建議是暫時「斷食」。

「斷食」可以幫助內臟排毒。

排寒醫學的概念

我苦心鑽研各種醫學，最後集大成的就是「排寒療法」。古醫書曾言：「草根木皮爲下藥，針灸爲中藥，飲食衣服爲上藥。」

也就是說，在所有治療法及健康法中，衣食等日常生活中的習慣，才是最上等的大藥。古人更言：「正心修身，百藥之源。」持身謹愼、長保心平氣和，不做有害身心的事情，對人體來說才是最有效的藥方；比起高深的技術、知識或藥物，正確的生活習慣更爲重要。

排寒療法，就是以上所有醫學智慧的結晶。所謂「正本清源」，疾病既然起源於己，就要從己去排除病根，這是最基本的態度。

至於其他的治療法及健康法，大部分都是依賴醫者及藥物，或針灸師、整骨師等擁有專門知識與技術的人，再不然就是依靠健康食品或健身器材……說到底，那些都不過是外在的「輔助」而已。

最根本的治療及對策，就是「自己」握住治療的關鍵，也可以說是決定權。即使做爲「輔助」的醫生判定無藥可治，「自己」也不能放棄，說不定排寒療法就是痊癒的關鍵。

不只是我，許多長年採用排寒療法的人，都獲得了許多不可思議的治癒經驗——雖然對我來說，那都是再正常不過的體驗。

病無法痊癒，就是因爲自己一直過著「無法痊癒的生活」；如果將生活調回正軌，身體自然就會恢復原有的健康。只要過著正確的生活，毒素就會不斷從體內排出（P.148）；當毒素排除乾淨，我們就能找回健康，這是再當然不過的結果。

一味地依賴手術及藥物，只會將毒素壓制在體內，讓毒素在體內越積越多。到最後，無處可去的毒素就會遍及全身，進而導致死亡。

依靠外力確實比較輕鬆，但從結果來看，自己種的苦果，到最後還是會以各種形式回到自己身上，這一點大家務必要認清。

無毒一身輕

中醫有新舊兩種流派，古老的一派主張「汗、吐、下」三法攻病，其實是以疾病的發生原因爲出發點。這一派認爲疾病非人本身所有，多由體外侵入或體內發出，如果任由病邪留在體內，人就會纏綿不起，如果能迅速將病邪驅逐出體外，病就會痊癒。

因此，當病邪還在體表，便可用發汗的方法逐出體外；如果已侵入體內，則用催吐的方法吐出體外；若已深入臟腑，則用利尿或下瀉的方法將之排出。

排寒療法也是採用類似的方法，將導致身心得病的毒素排出體內，從而獲得健康。

但是，由於世人大多希望「盡快解除痛苦」，醫者也靠著幫助病患「緩解症狀」而獲得名利，到了元朝時期（九六〇～一三六八年），中醫學派幾乎都偏向這一方向，醫者墮落成只會「頭痛醫頭、腳痛醫腳」的蹩腳郎中；西醫的治療也主要都是用藥去壓制疼痛、嘔吐或腹瀉等症狀。但這些方法都是治標不治本，無法從根本解決問題，就算症狀暫時緩解，積壓在體內的毒素仍然在持續傷害身體，導致病症不斷反覆。

當人處在不健康的狀態，身體的本能會紊亂，使排毒能力變得遲鈍。透過排寒療法的調理，身體會逐漸恢復正常，還能加強排毒作用。只是，當身體逐漸好轉時，會出現疼痛加劇、出血或濕疹等看似嚴重的副作用，這叫「瞑眩反應」。

這和一般人對「好轉」的定義有很大的不同，接下來我會一一為大家詳細說明。

當瞑眩反應輕微時，不會產生太大的問題；但有時瞑眩反應會嚴重到讓人身心俱疲，甚至到難以承受的地步。一旦嚴重到這種地步，周圍的親友會開始擔心，要患者去看醫生或吃藥——於是經常有患者問我，這種時候應該怎麼辦？

說實話，這本來就是排寒療法的必經之路，最好的方式就是堅持下去，讓身體完成排毒過程。但我還是會建議患者：「他們是擔心你才會這麼說，爲了不辜負對方的好意，就聽從他們的意見吧！」但是同時，我也會跟病患說明，排寒療法的瞑眩反應其實是排毒的好轉反應，吃藥會抑制它的作用，可能無法獲得斬草除根的效果。

那麼，爲什麼會出現「瞑眩反應」呢？

1-2

身體產生的變化

POINT
①瞑眩反應的正反效應
②不起瞑眩，症狀不癒
③耐心接受所有變化

為什麼會出現瞑眩反應？

我們常聽到「瞑眩反應」，它代表著體質改變的好轉反應。

每個人所出現的瞑眩反應程度不同，有些人可能甚爲微弱，或當事人還沒察覺到這些不適是由排寒療法引起的，症狀就已經過去了。有患者對瞑眩反應戒愼恐懼，結果卻因沒什麼症狀而白擔心了一場。

大家經常以爲瞑眩反應產生迅速，其實每個人的差異很大。有人馬上就出現反應，有人可能要等到一、兩年後；還有人是一開始症狀輕微，幾年後反應才開始加重。

之所以會隔了一段時間才出現瞑眩反應，是因爲身體那時才恢復排毒能力。當身體恢復正常，生命的防衛本能就會啓動，將體內累積至今的毒素排除出去，才會出現身體剛開始毫無反應，後來才出現變化的狀況——因爲之前身體沒有能力排毒。

如果無法排毒就無法完全痊癒，症狀大部分都會出現在有問題的地方，位置可以參考 P. 171。

出現症狀的地方，大部分是臉、脖子、手臂、下半身、背部、臀部及腳底，依個人情況不同。症狀也因人而異，有人會出現異位性皮膚炎的症狀，有人會皮膚潰爛、極度搔癢，有人則會渾身劇痛，狀況不一而足。

無論如何，這都是長年累積的毒素。排寒療法能讓身體的排毒功能恢復正常，但這個過程十分難熬，讓人身心俱疲。不過，爲了身體健康，這也是沒辦法的事，只能盡力熬過去。

無需懼怕瞑眩反應

當瞑眩反應的症狀不斷出現時，不要一直想著「何時會好」或「何時結束」，要想「原來我的體內累積了這麼多毒素」，然後告訴自己要更確實地去執行排寒療法。

由至今爲止的病例來看，只要相信身體的自然治癒力，不管瞑眩反應的症狀多嚴重（排毒），最後都會變好。但是，如果一直抱著不安或焦慮的心情，瞑眩反應結束的期間就會延後。「只想趕快治好」純粹是出於個人的私心，如果因此而不情不願地進行排寒療法，只是每日爲自己累積更多毒素罷了，瞑眩反應當然好不了。

我舉一個非常極端的例子，曾有一個肝癌末期的病患，當時他有嚴重的腹水，肚子鼓得像球一樣，連呼吸都有困難。由於他的身體狀況太過衰弱，根本無法動手術或進行化療，醫生完全束手無策，最後只能採取安寧照護，並通知家屬「可能剩不到三個月的性命」。之後，一個去探望他的朋友教他排寒療法，他抱著姑且一試的心情做了，結果當晚就開始大量排氣。他知道可能是排毒的瞑眩反應，便安心地去睡覺，隔天一早起來，腹水竟然消了；再隔一晚，腹部就恢復正常。之後，他的狀況越來越好，到最後連癌症都消失，三個月後就出院了。

出院後過了兩個星期，他突然大量吐血，但不是癌症復發，而是最後一次的排毒。這次排的是他體內最沉痼、最深層的毒素。他的家人驚慌失措地叫了救護車，將他送到醫院去，他本人卻毫不在乎地笑著說：「沒想到還有這麼多沒排完啊！」當然，住院檢查什麼問題都沒發現。

像這個病患這樣心胸開闊又坦蕩的人眞的很少，但是我們仍可以學習那種心胸和包容力，盡力做好可以做到的事。只要認眞地堅守排寒療法的原則，即使不求助醫院或醫生，疾病也都能百分之百痊癒。由我這個醫生來教大家「擺脫醫生」的方法，聽起來似乎有點奇怪，但我認爲，教導病患如何「擺脫醫生」，才是身爲醫生眞正的使命。

●不可思議的身體自癒力

如果能順其自然地接受瞑眩反應，不過度擔憂，即使出現大量出血或上吐下瀉的情形，也不必擔心會造成貧血或脫水的狀況。這只是「寒毒」的一種形式，不是眞正的血液或水分。最重要的是，無論出現何種症狀，都要抱著「這是在排毒」的正面思考。

曾有一位女性長了巨大的子宮肌瘤，醫生勸她動手術，她則因爲聽說了排寒療法，便決定嘗試。一開始，她下體大量出血，大到連成人用紙尿褲都漏出來，但她只是堅定地告訴自己「子宮肌瘤的毒素正在排出，是好事」。等到四、五天後，子宮肌瘤變小了，到了第十五天，出血就完全停止。

她去婦產科檢查，不但肌瘤消失，子宮內部也乾淨健康，完全沒發現出血。也就是說，那些血液都是子宮肌瘤的毒素，事實上她並沒有眞正出血。那麼巨大的子宮肌瘤竟然在一個月不到的時間消失不見，她的婦產科醫生不敢置信，聽說還連續檢查了三次。同時，做了血液檢查後，她也完全沒有貧血的症狀。從我的角度來看，這原本就是理所當然的，一點也不令人驚訝；如果狀況不是如此，就表示排寒療法執行不當。此外，在過程中信心不足的人，就可能會造成貧血、虛弱不堪。

一位三十多歲的女性，因爲疑似長了腫瘤而切除大部份的卵巢，也因此造成停經及胸部萎縮。從此身體每況愈下，她嘗試了各種調養及治療法，直到四十五歲才終於接觸到排寒療法。但是一開始，她就出現了嚴重的瞑眩反應，每天嘔吐不止，人幾乎瘦成皮包骨。整整兩年，她都處在身體倦怠、頭痛、暈眩及腹痛的狀況中。

但她仍然一直堅持著，不斷鼓勵自己「就算痛苦的要死，但我仍活得好好的」，就這樣抱著樂觀的信念，最後身體逐漸康復。結果五十歲之後，她竟然重新來月經，胸部也恢復豐滿，體重也回到正常狀態。月經和卵巢功能有很大的關聯，由此也可看出，她之前切除的卵巢應該再生了。這個女性病患一直到痊癒之後才告訴我當初她的瞑眩反應很嚴重，在這之前，她完全沒有任何懷疑及怨言，直到身體恢復健康之後，才寫信告訴我這件事。

1-3

每個人體內都有「寒氣」

POINT

①下半身體溫較低

②寒氣與氣血有很深的關係

③「發熱潮紅」也是寒氣入侵

●上半身和下半身溫度不同

我們大部分的人，都沒發現自己有「寒氣入侵」的問題。但如果用紅外線熱像儀（thermography）檢測身體，幾乎都會發現足部溫度過低的情況。比起以心臟爲中心、溫度保持在37℃左右的上半身，下半身則是越往下溫度越低，到了足部甚至只有31℃以下。上半身和足部，溫差竟然高達6度。排寒療法的基本原則，就是藉由半身浴及多層襪幫下半身保暖，將身體維持在「頭涼腳暖」的良好平衡狀態。

寒氣導致氣血不暢

大部分維持生命機能的重要器官都在我們的上半身，包括心臟、肺臟、肝臟、消化器（胰臟、脾臟）、腎臟，甚至是大腦，都是24小時不斷工作的產熱器官。身體及頭部接收它們散發出來的熱量，比較難以降溫；但內臟較少的下腹部及最末端的腳尖，溫度總是比正常要低。

中醫理論認爲，當人體陰陽氣血平衡，身體就能保持健康；一旦氣血失調造成瘀滯，就會導致疾病。

陰氣會由下往上升，陽氣會由上往下降；陰氣喜好體內陰冷的地方，而陽氣則喜好體內溫暖的地方。因此，若足部冰冷，就代表

怎樣算「寒氣入侵」？

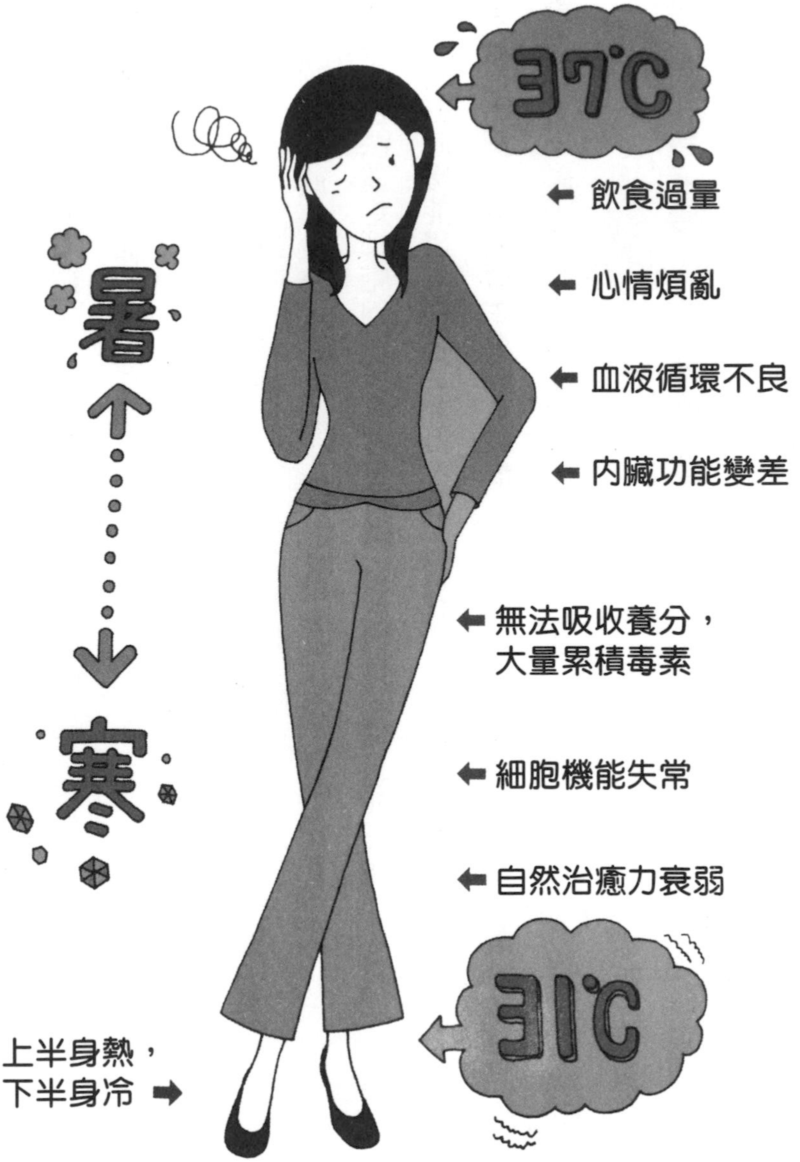
37℃
飲食過量
心情煩亂
血液循環不良
內臟功能變差
暑
寒
無法吸收養分，
大量累積毒素
細胞機能失常
自然治癒力衰弱
31℃
上半身熱，
下半身冷

陰氣未從冰冷的足部往上升、陽氣未從溫暖的上半身往下降——簡單來說，就是血液循環不良。血與氣擁有相同的循環性質，因此若氣的循環不好，血的循環自然也不好。

像身體這樣的溫差，就是「寒氣入侵」的症狀。當身體裡有寒氣，血管就會收縮，造成血流不通、血液循環不良。當動脈無法獲得足夠的血液，就無法供給體內所有細胞必要的氧氣及養分；同時，也無法運走細胞內所產生的老廢物質及疲勞物質（如乳酸）。

當細胞機能出現問題並變得遲緩，就會影響內臟的功能，造成免疫力降低，進而產生潰瘍及腫瘤。這麼一來，就算使用血管擴張劑也效果不彰，只有排寒療法才能幫助改善。

「寒氣入侵」和「寒性體質」的不同

生活中我們見到的許多疾病，都是由寒氣引起的，可以說寒氣

氣血的循環

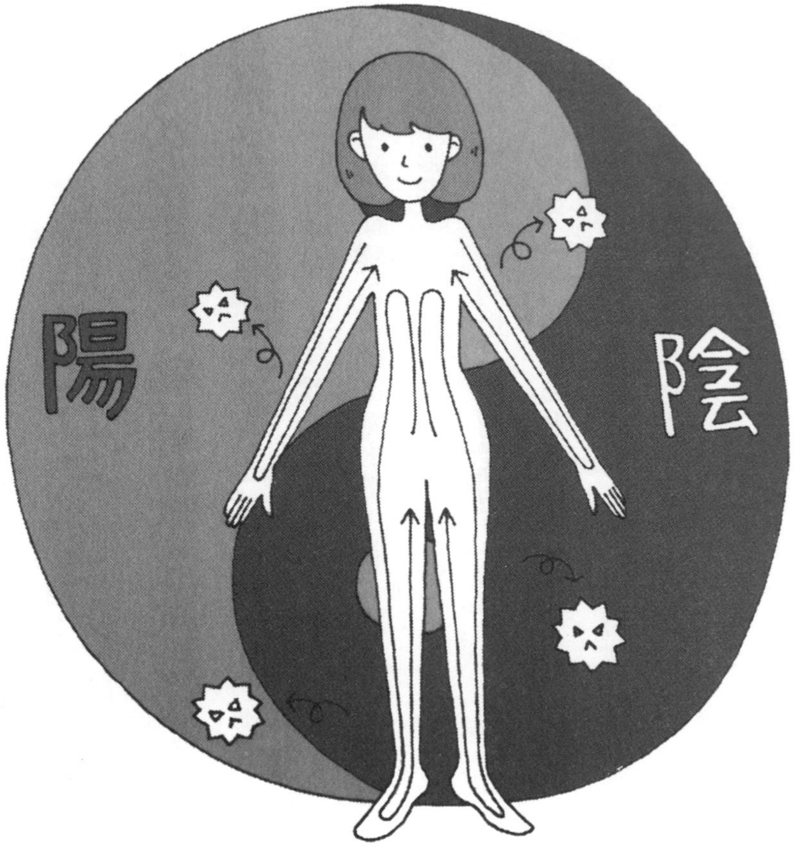

排寒能讓氣血通暢，毒素無法堆積在體內，可以很快排除。

就是眾多疾病的根源。當我從公立醫院離職、在自家開設診所後，我就將治療改成以中醫為主的方式。慢慢地，我開始對中醫「外感六淫」[2]裡的「寒邪」（寒氣）產生興趣。中醫著名經典《傷寒論》中，也針對寒邪造成的病症及相關療法，做了詳細又有系統的解說。無論是寒、暑、濕或燥都會對身體造成不好的影響，依個人體質不同，有人怕濕氣、有人懼乾燥，透過手腕的穴道，可以很快判斷出身體受到了何種外邪的影響。但只有「寒邪」，是幾乎對所有人都造成了影響。

但是，即使告知病患「體內受到寒氣侵害」，卻經常聽到他們回答「四肢發熱，不可能有寒氣」。寒氣入侵不同於「寒性體質」，甚至「四肢發熱」就是寒氣入侵的證據。許多人經常上半身穿得很暖，卻光著腳讓足部受寒，結果就是末端冰冷、四肢發熱。

2 六淫指的是外感病的致病因素，稱之為外邪，有風、寒、暑、濕、燥、火六種致病因素。

因爲四肢發熱，就以爲身體未受到寒氣影響，即使天氣再冷也光著腳，導致寒氣入侵得更嚴重。許多對此沒有自覺的人，就因此在體內累積過多的寒氣，對身體造成無法彌補的影響。

如果日常生活中，就經常選擇會導致寒氣入侵的服裝、飲食及生活態度，身體的本能就會錯亂。也就是說，錯誤的生活方式會讓身體習慣寒氣入侵的狀態，進而喪失了「排除寒氣」的本能。

惡性循環之下，人體爲了保持恆溫，就會拼命排除過重的寒氣，導致身體發熱。如果經常因爲身體「發熱潮紅」而困擾，就代表身體已經在警告「體內寒氣過重」。當症狀進入末期，甚至會在血管中形成淤塊，造成嚴重的氣血淤滯，連發熱也無法驅除寒氣，導致疼痛不適，發熱怕冷反覆發作。結果就是四肢末端極度冰冷，就算在酷暑的夏天也感覺畏寒；或是即使自己沒感覺，身體也會併發出各種症狀及疼痛不適。

此外，寒氣久鬱在裡也可能化熱，表現出來的症狀就是四肢末端冰冷、上身及臉部發熱潮紅，也就是「虛寒上火」。

「寒氣」自我診斷

如果手腳或下腹部等身體部位經常感覺冰冷畏寒，這是「寒性體質」。女性的下腹部有子宮及卵巢，比男性的下腹部多了更多臟器、結構也更複雜，因此很容易因爲寒氣而造成老舊血液淤積。一旦出現淤積，就會導致性器官功能下降，老舊血液更難排出的惡性循環——這也是造成不孕症的原因之一。

一般來說，寒性體質是女性特有的問題，但「寒氣入侵」卻和性別完全沒有關係，很多男性也經常會出現手腳冰冷的問題。

當體內寒氣過重、造成身體不適，就很像河川受到髒水及垃圾污染，如果不斷掉源頭，再怎麼拼命撿垃圾或淨化污水也只是白費功夫。身體也一樣，如果不排除寒氣這個病源，體內只會不斷受到污染，最後導致疾病。

下面附上簡單的自我診斷表，就讓我們一起來積極排寒，努力促進血液循環，排出體內堆積的老舊廢物及疲勞物質吧！

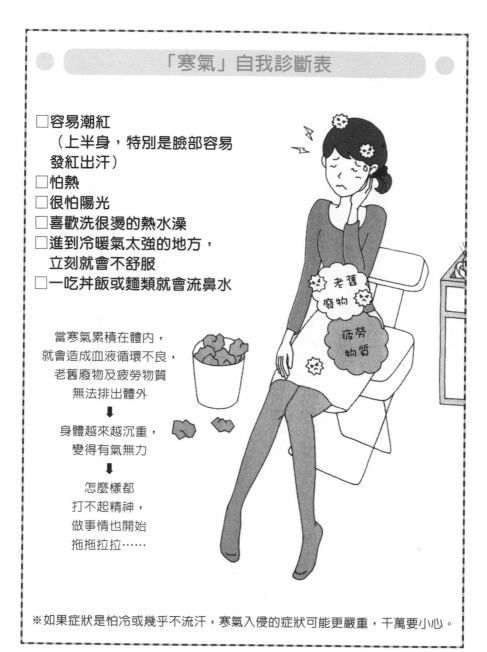

「寒氣」自我診斷表

□容易潮紅
（上半身，特別是臉部容易
發紅出汗）
□怕熱
□很怕陽光
□喜歡洗很燙的熱水澡
□進到冷暖氣太強的地方，
立刻就會不舒服
□一吃丼飯或麵類就會流鼻水

當寒氣累積在體內，
就會造成血液循環不良，
老舊廢物及疲勞物質
無法排出體外
⬇
身體越來越沉重，
變得有氣無力
⬇
怎麼樣都
打不起精神，
做事情也開始
拖拖拉拉……

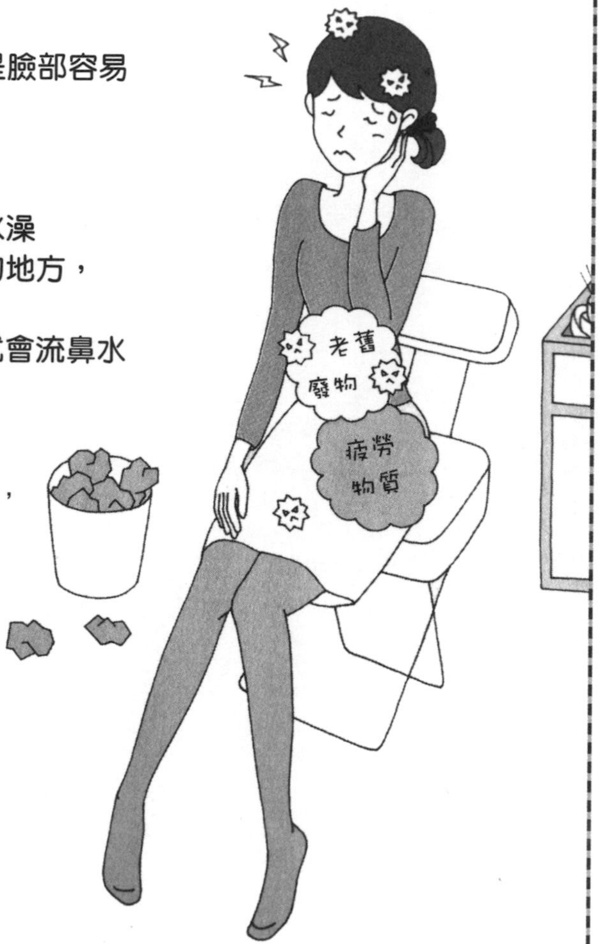

※如果症狀是怕冷或幾乎不流汗，寒氣入侵的症狀可能更嚴重，千萬要小心。

1-4

何謂「真正的健康」

POINT
① 病症有潛伏期
② 只壓制症狀沒有用
③ 從面色判斷內臟健康

「沒生病」不等於「健康」

病症發作以前，會有一段毫無自覺症狀的潛伏期，就算在這段期間做健康檢查，都會得出正常的數值，讓人以爲自己很「健康」。我們經常看到類似的新聞：做完健康檢查一切正常，結果回家三天後突然心肌梗塞死亡；或每年都會照胃鏡檢查，結果兩個月後胃部不適，竟然發現胃癌……這並不是檢查出現錯誤，而是剛好碰到疾病的潛伏期，才會檢查不出來。

我們的身體具有一種叫「自然治癒力」的自然良能，只要身體保持在正常健康的狀態，就能自然治好疾病。

但是，一旦身體受到寒氣侵害，這個神奇的功能就會減弱，甚至失常。這麼一來，就會莫名的想讓足部更冰涼或是暴飲暴食，也就是想做一些對健康有害的事，進而使病毒增生，甚至積蓄在體內，直到超過身體能承受的限度，爆發嚴重的病症。現代的醫學將這種身體累積過量毒素，甚至連血管及尿液中都出現毒素，進而形成腫瘤、瘜肉及潰瘍等外顯症狀的情況，稱之為「疾病」。其實，任何疾病在成形之前，體內早已出現病毒，只是西醫無法提早察覺。

許多人就這樣在不知情的情況下一直累積毒素。有些人明明外表看來十分健康，卻在某天忽然猝逝；有些人老是感冒或拉肚子，一天到晚抱怨自己身體弱、可能活不久，結果卻十分長壽。這種人因為經常排出體內的毒素，反而難生大病，也就是所謂的「一病息災」[3]。

壓制症狀只治標不治本

我剛進醫學院時，就從中國古代醫書，孫思邈《千金要方》中學到：「醫有三品，上醫醫國，中醫醫人，下醫醫病。上醫醫未病之病，中醫醫欲病之病，下醫醫已病之病。」這段話讓我大受感動，想著即使自己無法成為上醫，也要立志成為醫病治人的良醫。

在我過去只用西醫技術為病人診治時，許多手術成功及完全治癒的病人，卻在數年後又因為同樣的疾病回來就醫，讓我既挫折又苦惱，開始對只能用藥物壓制症狀、或用手術切除患部的西方醫學

3 日本俗語，意指經常生點小病的人反而長壽。

感到不足，進而創造出中西融合的獨特「排寒療法」。

西方醫學的根本，與其說是「醫病」，不如說是以「治療症狀」爲優先。當症狀經過治療、檢查過後未發現病徵，數值也達到一定標準，就代表「治好了」。

但是從排寒療法的角度來看，有時候一些激烈的症狀是身體排毒的必經過程，不僅對身體不是壞事，反而還有好處。等到毒素完全排除乾淨，病症自然會痊癒，身體才能獲得眞正的健康。

但是，現今的醫學治療方式卻反其道而行，不但不積極促進身體排除毒素，反而盡量壓抑（壓制症狀）。這麼一來，毒素累積在五臟六腑之中，終有一天會再併發相同病症，甚至影響到其他地方。

例如，因爲肺部出現問題，就拼命治療肺部的症狀，結果反而讓肝臟出現併發症。如果是將人視爲整體的中醫，這並不難以理解，但西醫卻會覺得莫名其妙。西醫只會治療出現病症的地方，如果其他地方出現症狀了，就交給那一科的專門醫生，這就是一般西醫的思考方式，他們將人體細分爲零件，哪個地方壞掉，就由哪科醫生治療。

因此，西醫已經進化到每個器官都有專科，從消化器內外科、呼吸器官內外科，到心臟內外科、血液腫瘤科等等，這可以說是西方醫學的傑出成果，更代表著人類已經進入「爲自己身體負責」的時代了。

哪裡發現病徵就治療哪裡，其實一點意義也沒有，因爲你的身體一定是哪裡出現問題，才會造成疾病。不找出致病的根源，光治療表層的外顯症狀，只會讓致病根源深入潛伏在體內，直到有一天化爲更嚴重的病症顯現出來。

從面色判斷內臟健康

人體的健康狀況，從「面色」就可一目瞭然。根據中醫核心的五行學說，人體的五臟六腑分別對應赤、白、青、黃、黑等五種面色（參照P.83），每種顏色代表不同的身體狀況。健康的面色通常是白裡透紅、明亮而有光澤。

面色與五臟六腑的狀態有很深的關係，所謂「赤入心、白入肺、青入肝、黃入脾、黑入腎」，當心臟（循環器）及小腸出現問題，面色會發紅；肺部（呼吸器）及大腸出現問題，面色會發白；肝臟及膽囊出現問題，面色會發青；脾臟・胰臟（消化器）出現問題，面色會發黃；腎臟及膀胱出現問題，面色會發黑。一旦出現類似徵兆，就該留意身體的某些臟腑是不是出了狀況。

當然，每個人的膚色不同，隨著季節的移轉，人的面色也會產生一些變化，即使稍偏某種顏色，也屬正常現象。無論偏哪種顏

面色與內臟的關係

色	對應的臟腑	代表性疾病
赤	心臟（循環器官）、小腸	心臟病、風濕性疾患
白	肺臟（呼吸器官）、大腸	潰瘍性疾患、便祕、皮膚病
青	肝臟、膽囊	肝炎、中樞神經疾患
黃	脾臟（消化器）、胰臟、胃	糖尿病、十二指腸疾患、胃病
黑	腎臟、膀胱	腎功能不全、膀胱炎、婦科疾患、前列線肥大

色，都應以明亮潤澤爲好；如果面部灰暗枯燥、某色獨見於不應該出現的部位，恐怕就是產生疾病的表象，即使醫院檢查一切正常，自己也沒發覺異狀，也要特別小心。

例如，若是面色發白，通常可能有嚴重的便秘。便秘屬大腸的毛病，大腸與肺又互爲表裡，因此會面色發白。這種時候，可別因別人叫自己「白皙美人」而高興了。

排寒療法可以排出體內毒素，讓面部脫去病色，重拾肌膚光澤。此外，如果出現嚴重的瞑眩反應，也可藉由面色來判斷症狀是惡化了，或是逐漸好轉。

以臨床來說，很少見到純粹的青或赤色，大多是以某種色調爲主的混合色，這是由於疾病通常不會是單一病徵，即使同爲心臟疾病，出現問題的部位也不一樣，因此呈現出來的面色自然完全不同。只要掌握這些簡單的原則，就可以隨時自我觀察，並且及時予以改善或治療。

●「眞正健康」的15項指標

大部分的人，包括許多醫生在內，都認爲「沒症狀就是健康」、「出現症狀就是生病」，但這是錯誤的觀念。那麼，什麼狀態才代表眞正的健康呢？

下面，就來列出「眞正健康」的15項指標。

①臉色明亮、肌膚有光澤；②沒有黑斑、痣及雞眼；③髮量濃

密、鮮少白髮；④不易疲勞、體力恢復快速；⑤心情平和穩定；⑥呼吸綿長；⑦動作靈活；⑧飲食健康均衡；⑨不曾爲睡眠、飲食及排便的事煩惱；⑩不畏冷熱及饑餓；⑪不喜化纖衣物；⑫沒有體臭、口臭及腳臭；⑬鮮少體垢，內衣不易髒污；⑭不常被蟲咬，即使被咬也很快痊癒；⑮適應力強。

大家的情況如何呢？正在進行排寒療法的人，也可以確認一下自己是不是正在恢復健康哦！

真正健康的人

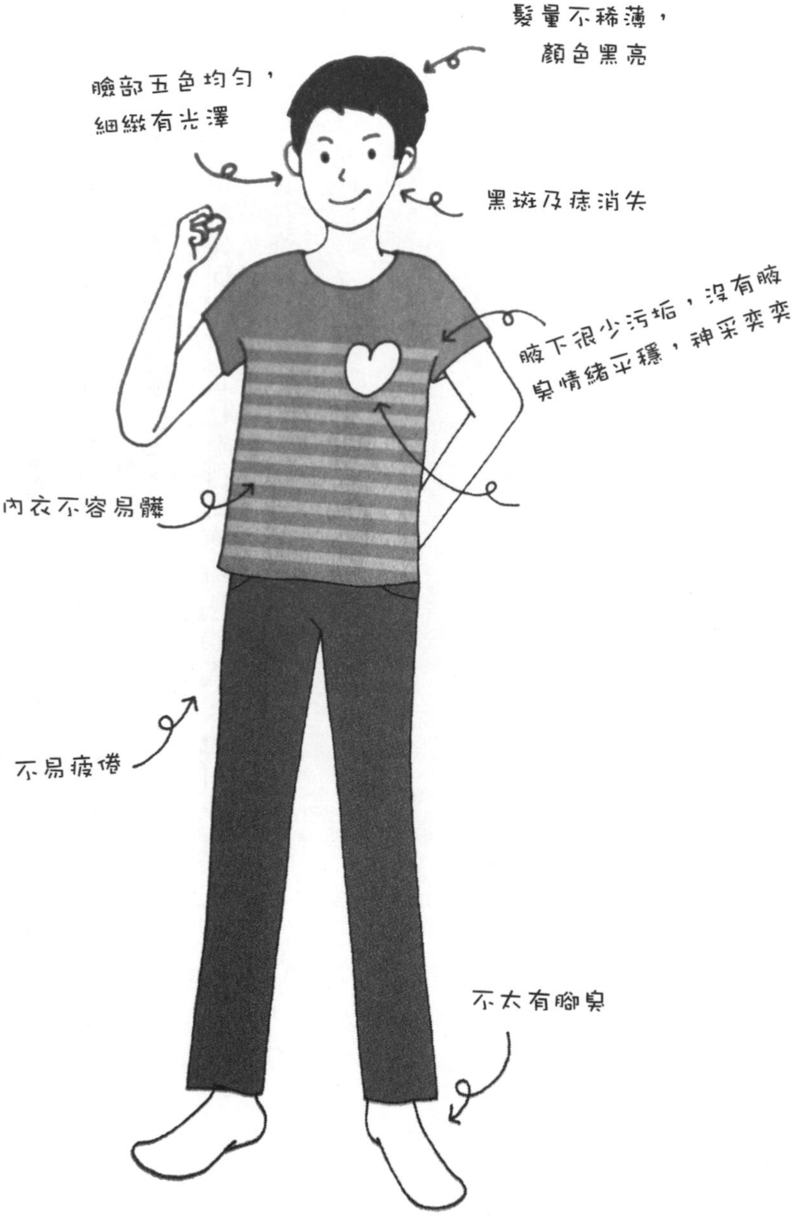

髮量不稀薄，
顏色黑亮
臉部五色均勻，
細緻有光澤
黑斑及痣消失
腋下很少污垢，沒有腋臭情緒平穩，神采奕奕
內衣不容易髒
不易疲倦
不太有腳臭

1-5 萬病從寒起

POINT

①飲食過量會致癌
②特別注意腰痛及膝蓋疼痛
③排寒療法是女性的好朋友

早期排寒防萬病！

當身體受到寒氣入侵，全身血管就會比正常狀態收縮，讓自然治癒力失常，導致飲食過量、渴望酒精或香菸，傾向於過不健康的生活。這些有害的行爲會讓寒氣乘虛而入，使部分血管強烈收縮，甚至可能引起數秒至數分鐘的痙攣，引起血流的凝滯。

像這種嚴重的血管異常，會因爲發作的部位或內臟，造成局部或內臟的病變。飲食過量導致的膽固醇堆積，也會依部位而有所差別。疾病之所以號稱「四百四病」[4]或「萬病」，由來於此。

工作時過度使用身體某部位的人，經常會造成該部位的病痛。從事相同工作的人，有些人很快就會罹患職業病，有些人則否，這是由於每個人潛藏的致病因子深淺不同。

如果在自然治癒力仍運作良好的情況下，盡早實施排寒療法，就能免於病痛。但是，一旦檢查出血糖或血壓過高，就代表身體已經受到寒氣的嚴重侵害，就必須花費很長的一段時間，才能讓排寒療法產生效果。

簡單來說，就像是發生火災，如果是剛開始冒煙就發現，只要潑水或用滅火器就可以消滅；但如果火勢大到滅火器無法消滅時才發現，就必須叫消防車才行了。疾病的毒素也是如此，一定要在寒

4 指四肢百體的四時病痛，泛指各種疾病。

氣還能輕鬆排除前，盡快開始排寒療法，讓自然治癒力能夠良好運作，這是很重要的。

吃太飽會致癌？

吃太飽，也就是飲食過量，無論在任何一種醫學中都是被禁止的。飲食過量會產生惡性膽固醇，使血液中的膽固醇含量過高，導致血液變濃稠。如果堆積於血管壁中的膽固醇過多，就會使血管喪失彈性，此時血管功能會遭到破壞，血液流通會受到阻塞。此外，這種膽固醇不只會變成皮下脂肪，也會堆積在骨髓及內臟之中。這麼一來，血液就無法充分運至身體的四肢末稍，血壓就會因此變高。有時因寒氣導致血管收縮，身體會暫時提高血壓，這時若再因爲飲食過量使血壓提升，身體就會出問題。大家一定要記得，無論是寒氣或飲食過量都會讓血液循環變差，使病情加重（這不是要大家去依賴降血壓藥，那一點意義都沒有）。

一旦血液循環變差，動脈就無法獲得足夠的營養及氧氣，靜脈也無法排出老廢物質及二氧化碳。這種狀況繼續惡化下去，細胞就會產生變異，最後形成癌細胞。

拆開「癌」這個字，是「疒」中有「品」及「山」，可以解釋爲「品多如山易致病」。我們都知道，癌症患症就算補再多，也不太會變胖，因爲他們攝取進去的營養全都被癌細胞給奪走了。爲了幫癌症患者補充體力，所以拼命要他們吃東西，結果全都補到了癌細胞上頭，使腫瘤越養越大。所以，應該採取堅壁清野的方式，也就是盡量不吃東西，幫助身體排毒。這麼一來，癌細胞吸收不到養分會逐漸變小，也會讓之後的治療變得更容易。

人體細胞原本就具有致癌的遺傳因子，體內隨時都在生成癌細胞，只是在一般的情況下，人體的免疫系統會消滅這些癌細胞，不至於形成惡性腫瘤。因此，就算在體內發現癌細胞也不用恐慌，只要進行排寒療法，提升體溫、注意不要飲食過量，並加強全身血液循環即可。只要斷絕致癌因子，癌細胞自然就會消失。但如果不去除根本，只是將形成的腫瘤割除，或用抗癌劑、放射治療來治療，就算暫時成功也容易復發。長期以來，人類為了治療癌症不知試過多少治療法及藥物，卻都沒有成功，其實最根本的方法還是保持身體健康，杜絕正常細胞變為癌細胞的機會。

「閃到腰」＝腰部肌肉貧血

我在自宅開設診所時，有許多病人因為閃到腰（急性腰痛）前來治療。他們通常是因為突然抬起重物或用力不當，導致腰部瞬間劇痛無法動彈，不但影響日常生活，連睡覺、走路都會因為一點小動作而痛得叫出來，簡直讓人難以忍受。雖然坊間有各式各樣的治療法，但最重要的還是注意排寒和飲食，特別是不要飲食過量。

我們之所以會「閃到腰」，主要是背部第5腰椎或第2腰椎附近的肌肉血液循環不良，使腰椎周圍的韌帶及軟骨無法獲得新鮮的血液，導致貧血（氣血不通）而引起肌肉抽筋。

要避免閃到腰，必須注意別長時間維持一個固定姿勢，也不能急速前彎、旋轉或後仰，更要避免彎腰提重物；當然更要多留意腰部的保護，若有骨盆歪斜，應予矯正，並多練習強化腰腹部肌肉的運動，避免復發。

當然，只要進行排寒療法，不用任何手術就能治好腰痛的症狀。但是，如果一治好就忘了痛，繼續照著過去漫不經心的方式過日子，這個病症會不斷復發。這樣下去，腰痛會變得惡化，導致腰椎彎曲、腰椎間盤突出或脊椎滑脫等慢性疾病，一定要注意。

膝蓋疼痛要小心糖尿病！

寒氣及飲食過量所造成的循環障礙不但會破壞血管，更可怕的是，它還會傷及內臟。當內臟的細胞機能低下，就會引起臟器的異常運作，例如血糖代謝異常，最終導致罹患糖尿病，同時還可能引發其他令人意想不到的病症。

在血糖代謝即將出現異常前，血糖值還在正常範圍，其他糖尿病相關症狀如倦怠、口乾或易累也末顯現，身體卻會開始出現異狀——那就是劇烈疼痛的「膝關節炎」。

爲什麼會這樣呢？因爲我們的五臟六腑已經受到寒氣的嚴重侵蝕，爲了不讓功能停擺，就必須由其他部位承接寒氣的傷害。膝蓋會出現劇烈疼痛，就是身體在警告我們「如果再繼續下去，就會得糖尿病」；而大腿部位、股關節及腸骨等是胰臟的替代，也屬於警告範圍。只是每個人狀況不同，有人可能發在膝關節，有人則是股關節，不管怎樣都需要謹愼小心。

●排寒解決女性特有煩惱

如果有女性朋友為婦科疾病所苦，一定要來嘗試排寒療法。

我在前面談到瞑眩反應的章節（P.30）中，雖然介紹了一些相關案例，但最令我印象深刻的是一位得到子宮癌的女性病患。當時她被醫生宣告只剩下3個月的壽命，每天都必須忍受讓人全身痙攣的劇痛及大量出血，不但生不如死，整個人也形銷骨立，完全失去活下去的力氣。後來她經人介紹，開始實行排寒療法，不過短短三個月就恢復了生氣，讓親友們大為驚訝，之後更在癌症的治療上獲得了良好的結果。

排寒可以緩解如此嚴重的病症，對最常見的婦科疾病當然更有奇效，像是經常造成情緒不穩、身體不適或不孕等問題的「生理不順」，只要注意排寒及飲食就能馬上痊癒。由於生理不順是卵巢血液循環不良所引起的，因此只要透過排寒除去障礙，問題就能迎刃而解。只是要注意的是，在排寒的過程中，很可能會出現經期外的不正常出血，其顏色及量會和正常的經血不同，有時還可能會有血塊。

女性很容易出現老舊血液淤積的狀況（P.44），因此必須要特別注意排寒，讓身體排出毒素。只要將體內的寒氣去除了，就不會再出現生理期過長、經期不順或生理痛等問題了。

此外，我也遇過被醫生告知「依子宮及卵巢狀況來看，一輩子都不可能懷孕」的女性病患及年紀很大的高齡產婦，因爲實行了排寒療法，結果全部平安生產。她們在懷孕過程中都有認眞地排寒，因此既沒有出現胎位不正的狀況，身體也非常輕鬆，甚至還可以騎自行車或提重物，不必擔心流產或早產的問題。同時，因爲婦科相關器官都很健康，連最常見的孕吐都沒有，有人甚至到兩個月後經期沒來，才發現自己懷孕了。

由於母體健康，胎兒的發育也很快，不需要在母體內待太長的時間，因此她們的孩子幾乎都比一般胎兒提早2到3週生產，生產時也沒什麼痛感。女性生產時之所以疼痛，是因為寒氣影響讓產道變得僵硬、難以撐開，導致生產出現困難。如果母體足夠健康，產道就會在分娩時變得柔軟有彈性，讓胎兒容易通過。

另外，女性還有更年期的問題。大部分女性都在50歲前後開始停經，很多人會在這時出現更年期障礙，導致身體極為不適，生活受到影響，但是去醫院檢查卻一切正常。但是，既然出現了更年期障礙，就代表某個婦科相關器官出現了問題，即使檢查一切正常也一樣。由於停經會改變卵巢的功能，導致身心都受到影響，因此更要注意排寒，讓身體保持健康，能夠適應生理上的變化，讓自己不必為更年期障礙煩惱。

1-6

體內毒素何處來

POINT
①毒會以各種方式排出身體
②異位性皮膚炎的搔癢也是排毒
③厄年及生理期是固定排毒時機

焦躁鬱悶會積毒

前面提到了許多次「排毒」或「避免累積毒素」，可以看出「毒素」是排寒的重點對象。只是，這裡的「毒素」指的到底是什麼呢？接下來，我就要開始仔細說明所謂的「毒素」。

以物質來說，最顯而易見的「毒」，就是放射線或重金屬鎘等這種危險物質。即使是一般的食物，也有「吃太多對身體是毒」這樣的說法，只是後者這種毒沒有形體，也完全檢查不出來。

排寒療法中所要排除的「毒」，就是屬於這種看不見的東西，毒的種類除了具有形體的物質類毒素之外，其實也有心理層面上的毒，那就是「精神上的不安定」，如焦躁、鬱悶等情緒混亂的狀態。精神不安定的人，肉體也會出現狀況，例如當事情一不順利就暴躁不安，會讓血液直衝腦袋，足部被寒氣入侵，進而累積毒素，影響血液循環，導致體內出現老舊血液的瘀積。

當精神不安導致寒氣堆積，內臟功能就會受到影響，使得五臟及五情都變得紊亂；五臟是「五臟六腑」中的五臟，五情則是「喜怒哀樂欲」等五種感情。所謂「怒傷肝、喜傷心、思傷脾、憂傷肺、恐傷腎」，焦躁易怒會造成肝臟受損，而肝臟受損又會讓人更加易怒；同理可證，多思憂慮會傷害消化器，而消化器受損又會讓人更加胡思亂想、鑽牛角尖。由此可知，每個人的性格傾向都會對健康造成不同影響，可說是「性格決定病症」。

壓力是毒，也是造成寒氣的原因之一，但無論學習多少排解壓力的技巧，人還是會在不知不覺當中累積壓力。因此，只有每天認眞排寒，才能將體內的各種垃圾掃除出去，不讓身體累積毒素，同時保持眞正的身心健康。

●排毒反應百百種

雖然肉眼看不見精神不安所造成的毒，但一旦開始排寒，這些毒素就會化爲各種形態顯現出來。例如皮膚表面所排出的汗水就是一種毒素，但如果起了紅疹，就表示毒素過多，必須以紅疹的形態發出。發燒也是排毒的現象之一，包括咳嗽、痰、鼻水、高熱、眼屎、汗水及腹瀉等所有從體內排出的東西，全都可以視爲毒素。

當各種排泄物被排出體內，就表示內臟所累積的毒素減少了，這麼一來，致病因素也會隨之變少。

流鼻血也是排毒，一旦在排寒過程中流鼻血，就要讓它盡量排乾淨，如此才能盡快止血，不必擔心流血過多導致貧血。高齡者特別容易流鼻血，因為他們是腦腫瘤、腦梗塞及蜘蛛膜下出血等病的高危險群，流鼻血就是為了排出致病的毒素，因此最好不要止血，也不必過度擔心。

異位性皮膚炎搔癢是排毒反應

10歲以前的孩童排毒能力很強，只要接觸到一點毒素，就會出現敏感的反應，這是為了保護其脆弱的幼小身體。如果孩子的呼吸器及消化器容易積毒，就容易流鼻水；如果他的脾臟（消化器）、胰臟及腎臟容易積毒，就容易得外耳炎及中耳炎；如果肺及肝臟積了毒，就會長濕疹及接觸性皮膚炎。

另外，還有很多孩子有小兒哮喘及皮膚病，身為父母自然會很

排毒反應的各種症狀

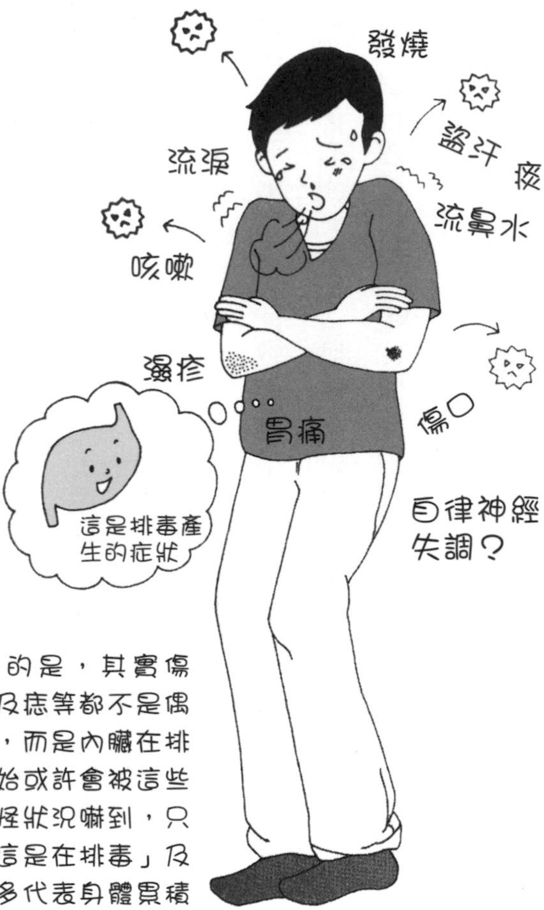
發燒
盜汗
痰
流淚
流鼻水
咳嗽
濕疹
傷口
胃痛
這是排毒產生的症狀
自律神經失調？

令人意外的是，其實傷口、黑斑及痣等都不是偶然出現的，而是內臟在排毒。剛開始或許會被這些身體的奇怪狀況嚇到，只要記得「這是在排毒」及「症狀越多代表身體累積了越多毒素」，就不會感到害怕了。

擔心，但以醫學的角度來看，如果孩子「什麼病痛都沒有，那才奇怪」。因此，當孩子出現症狀時，不要馬上就用藥物壓制，那樣即使外表看起來沒事了，毒素卻還堆積在體內。只要注意排寒及飲食，特別是避免甜食及加了人工添加物的東西，症狀很快就會緩解。

特別是異位性皮膚炎，它是最爲劇烈的一種排毒反應，是爲了排出肺及肝臟中最可能致癌的毒素，如果刻意用藥物壓制了，將來就很可能有得到血癌、肺癌或肝癌的危險性。何況，從我的經驗來看，異性皮膚炎算不上什麼難治的病，只要懂得治療方法，它很快就能痊癒。

當孩子有異位性皮膚炎時，醫生通常都會叮嚀「不要抓・不要洗太久的熱水澡・認眞用藥」——但排寒療法所用的治療方式，卻剛好完全相反。

排寒療法的治療方式是「一癢就抓・多泡熱水澡・不要用

藥」。皮膚會感覺到搔癢，代表身體正在努力排出毒素，但皮膚毛細孔太小了，只能藉由搔抓的方式擴大出口，就算抓到出血或潰爛也不要擔心，只要小心保持清潔、擦乾淨後，就可繼續搔抓。泡澡則會提升體溫、加速血液循環，同時讓搔癢更嚴重，這是由於毒素容易溶於熱水，身體正在告訴我們「快抓癢好排出更多毒素」的關係。

或許有人會擔心，一旦抓破皮膚、帶著傷口泡澡，很可能會感染細菌。其實不用太過擔心，因爲皮膚的構造比我們想像中堅韌多了，外來的雜質或細菌想進入當中沒那麼容易，同樣的道理，皮膚裡面的東西想排到外面也一樣不容易，因此搔抓反而有助於皮膚排毒。一旦用搔抓排出毒素後，身體自然就會漸漸接受這種方式，這麼一來，皮膚很快就會恢復正常，完全不用擔心黑色素沉澱。重點是啓動我們原有的自然治癒力，身體就能恢復健康。

●厄年及月經也在排毒

孩童一旦過了10歲，對體內所累積的毒素忍受度也漸漸變強，因此很多人小時候會爲過敏或中耳炎所苦，在成長過程中症狀慢慢就消失了。但是，這時可別因爲「長大後病症痊癒」而高興，如果之前體內的毒素沒有排除乾淨，此時的「痊癒」只是身體的耐毒性變強了，實際上毒素仍然可能還殘留在體內，沒有顯現到表面上來。如果是這樣，一旦等到年老體衰，耐毒性也變弱時，就會化成各種症狀一口氣發出來。

中國有犯太歲一說，日本則有「厄年」的說法；中國太歲以生肖計，日本厄年則以年齡計。男性到了25、42及61歲及女性到了19、33及37歲是厄年，其中以42歲男性及33歲女性運勢最差，稱「大厄」，要去神社或佛寺舉行去厄儀式及購買護身符保平安無事。

「厄年」是最容易爆發疾病的時期，從排寒的角度來看，這是身體將累積了10多年的毒素一口氣全部排出來的原因。

但是，如果平時就養成排寒的習慣，毒素就會在生活中被慢慢排除出去，便不會有一次爆發的問題。例如毒素就常經由關節的骨頭排出，當中以腳踝排出的毒素最多，因此平常可以經常伸展或運動腳踝關節，讓毒素排出。第二個排毒最多的關節是下顎，前面提到平常要多吃粗食並細嚼慢嚥，就是這個原因。

女性的月經也是在排毒。由於女性每個月都會排毒一次，因此女性的平均壽命通常比男性多5年。

另外要注意的就是藥物，我們平常用來治療疾病的藥物都是人工合成的，它們不僅會打斷排毒的過程，還會造成寒氣入侵體內。手術也一樣，拿掉患部會讓毒素無處可去，再加上術後必須服用大量藥物，會讓身體受到寒氣更嚴重的侵害，明明是治療的行為，卻反而讓身體變得更糟。

當身體出現症狀，通常代表各種意義：

①警示——告知我們身體即將生病了。

②代罪羔羊——五臟六腑一旦生病，性命就會出現危險，因此在那之前，手、腳、眼、鼻、耳等較不致命的地方就會出現症狀，做爲代罪羔羊。

③排毒作用（自然治癒力）——將五臟六腑中的毒素，以咳嗽或其他方式排出。

④鍛鍊身心——提高我們對痛苦或不安的忍耐度。

如果從以上的角度去思考，身體所出現的許多症狀或病痛，就不至於那麼令人討厭或害怕，因爲只要將毒素全部排除出去之後，這些病症自然就會痊癒。因此，當身體出現狀況時，不需要焦慮不安，只要記得繼續排寒就是了。

●讓消化器休息，促進排毒

只要內臟沒有累積毒素，身體就能維持健康的狀態，這也是為什麼排寒會那麼重要，因爲它可以在平常生活中幫我們將毒素慢慢排出。

最直接的排毒方式就是斷食，一般人都被「三餐必須規律攝取」這樣的觀念所支配，結果反而造成飲食過量。

總之，一旦罹患感冒、發燒或受傷，最好是依靠身體自己的力量將毒素盡量排出。例如延長泡半身浴的時間、增加多層襪的數量、用熱水袋（P.130）幫下半身保溫，再加上充足的睡眠，很快地病痛就會痊癒。最重要的是暫時斷食，讓消化器可以好好休養生息。

舉一個極端的例子，曾有病患斷食了15天，這當中仍然正常工作。明明他的小腹十分平坦，既沒有突出也沒有啤酒肚，卻在這15

天中每天排出滿滿的大便，由此可知，他體內的毒素是藉由排便的方式大量排出體外。

像這種情況，首先要考慮的不是補充營養或服用藥物，藉由外來的干預來醫治身體，而是要好好讓消化器休息，這也是一種排毒的方式。

原本「毒素」就是一種無形無體的東西，不受3次元空間大小的限制，它會化成任何東西，好方便我們排出體外。

除了讓消化器休養生息，還要利用排寒減少毒素累積、提高自癒力，這麼一來，自然就能「治萬病」。

大家明白「治萬病」的意思嗎？這個「萬病」不只代表「非常多的疾病」，更代表了「所有的疾病」，包括已找出病因的「有名字的病」，以及去醫院也檢查不出來的怪病及症狀，和所有生病的現象及狀態——簡單來說，就是內臟爲了將毒素排出體外，而引發的所有身體上的異常。因此，當身體出現異常的狀態時，就代表體內累積了過多的毒素，我們首先要做的就是盡最大的力量將其排出體外。

1-7

五臟六腑都是毒

POINT

①五行和五臟六腑是相對應的
②五臟之間相生相剋
③從排毒時間表了解五臟運作

●五行之間的相互關係

人體的五臟六腑全都互有聯繫，因此寒氣入侵及飲食過量所產生的毒素，不但會遍及全身，還會影響全部的五臟六腑，造成最弱的內臟機能變差，然後與那個內臟關聯最深的部位，就會開始出現各種症狀。

中醫受到「陰陽五行說」影響，認爲五臟與「木、火、土、

構成萬物的5大要素

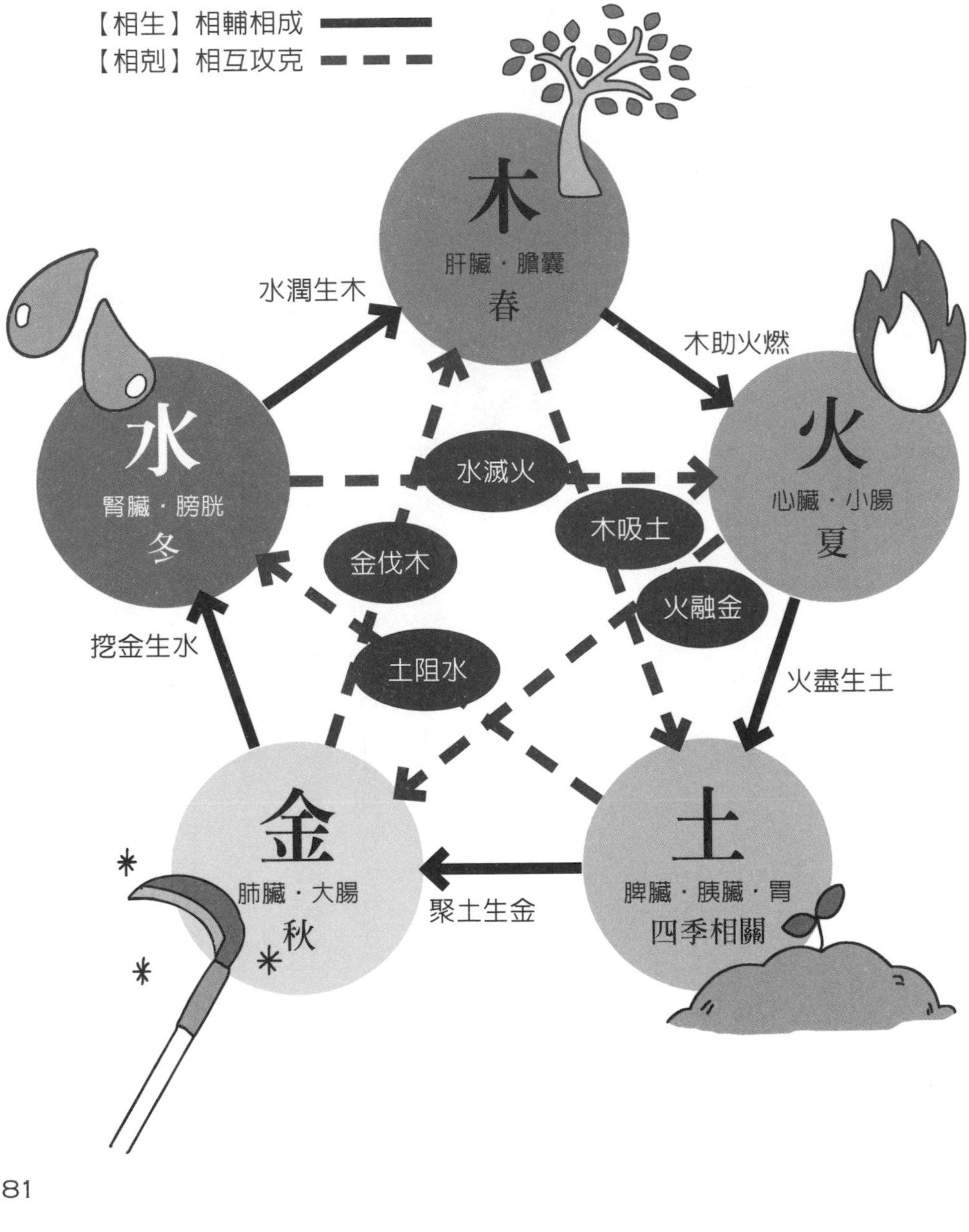
【相生】相輔相成
【相剋】相互攻克
木
肝臟・膽囊
春
水潤生木
木助火燃
水
腎臟・膀胱
冬
水滅火
火
心臟・小腸
夏
木吸土
金伐木
火融金
挖金生水
土阻水
火盡生土
金
肺臟・大腸
秋
聚土生金
土
脾臟・胰臟・胃
四季相關

金、水」五行相對應，首先就是「相生相剋」的關係，這在中醫裡被廣泛應用於解釋五臟之間的關係、臟腑間的病理影響，和相應的診斷及治療。

五行中的木、火、土、金、水並非獨立分離，而是緊密地結合在一起，並有其內在的秩序及規律，五行演化的秩序規律包括相生的循環、相剋的循環、相乘的關係、反剋的關係及生與剋的平衡關係。這克制循環不息，並提供一個相反的力量以平衡相生之力。生與剋互相化生克制，以防止五行的過盛。

●五行應五季，五季應五臟

「五行說」認爲宇宙萬物全由木、火、土、金、水等5種要素所構成，只要將五臟與五行相對應，就能了解它們彼此之間的關係。當五臟與木、火、土、金、水相對應後，它們又各自擁有各自

五臟的特徵及相生相剋

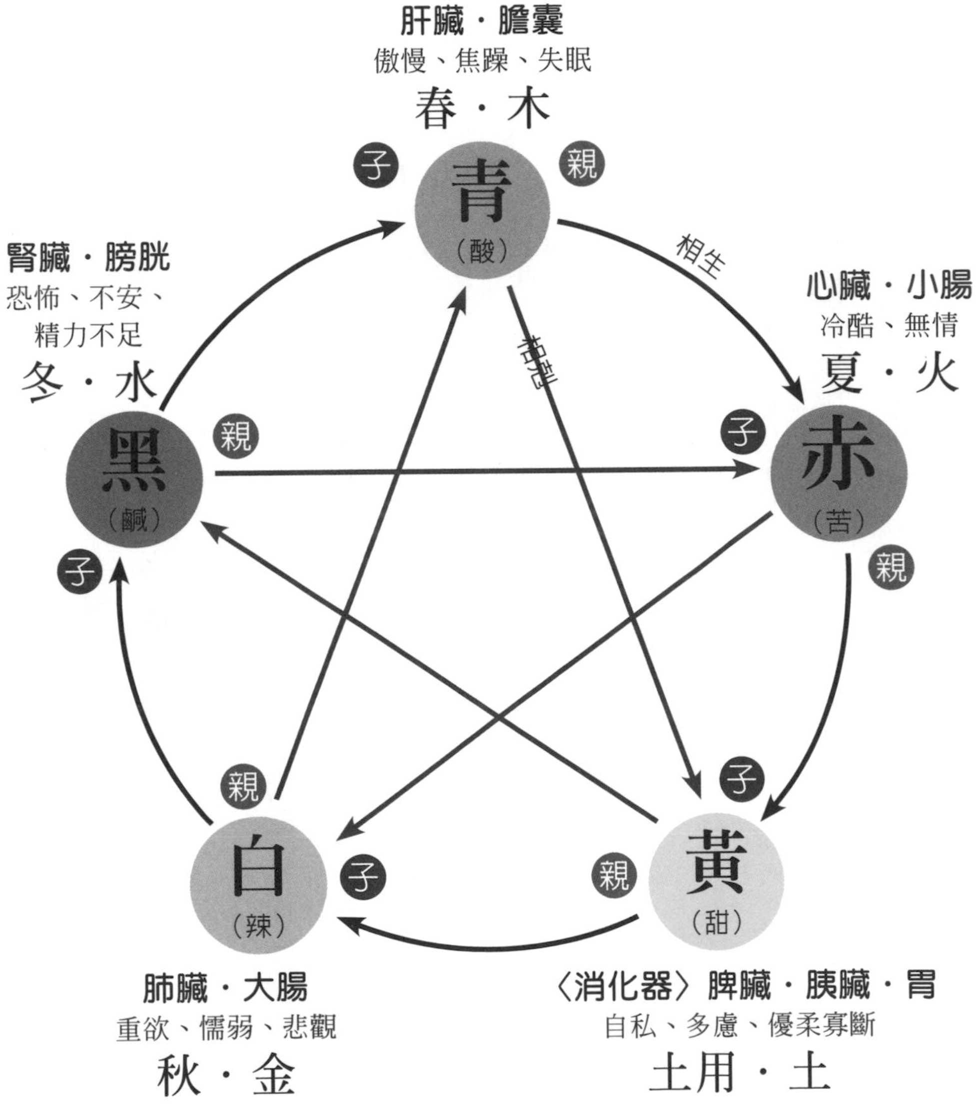

P.81的進階說明版
五臟之間具有相生相剋的關係，全部有關聯。

的五行；也就是說，肝臟中有五行，心臟中也有五行，以此類推。如果深入了解這個學說，就能明白為什麼腫瘤會從這裡轉移到那裡，也就能預測體內組織的變化。

當然，想完全解開這個神祕的機制，就必須設置專門機構長期進行實驗及研究。但是，由於排寒療法可以解決所有的「問題」，因此就沒有必要去追根究柢了，與其去鑽研人體所有的致病機制，還不如直接「把病治好」，這才是最重要的目的。

對於五行說也一樣，我們不需要去了解所有細節，只要大致了解整體的概念，當作進行排寒時的基本知識即可，因為所有的臟腑都有各自對應的顏色（P.83）、味道、季節及感情。

古代中醫以五行相應四季，為彌補五數，衍生出春季、夏季、長夏、秋季、冬季等五季變化，其中，春天屬木、夏天屬火、長夏屬土、秋天屬金、冬天屬水；五季可以相應五臟，進而衍生出五季養生的說法，也就是春養肝、夏養心、長夏養脾、秋養肺、冬養腎。

五臟的母子關係

五臟的相生相剋，「生」這個字包含了滋生、助長、養育、支援及促進等意思，這五行相生關係除可用作解釋自然現象，亦可被應用到人體之中。有時候，這關係會被稱爲母子關係。

中醫有所謂「子盜母氣」之說，起自子病而累母，用來說明五臟耗損時互相影響的病理。例如腎水爲母、肝木爲子，當肝毒累積到一定程度，就會轉移到腎臟那裡，讓它承受。一旦腎臟變得衰弱，副腎皮質荷爾蒙就會受到影響，導致體力下降、容易倦怠，身體長期處在疲累的狀態。如果是這種狀況，只治療腎臟是不行的，必須連同受損的肝臟一起治療。但是，在腎臟替肝臟承受毒素而併發症狀時，肝功能通常是幾乎檢查不出問題的。

同理可證，當消化器出現問題，爲母的心臟就會分擔消化器排出之毒。但到了夏季，心臟就無法給予消化器協助，因爲夏季是心臟排毒的時期，它在此時無法完全接收來自腎臟的毒素（參考P.136）。因此一到夏季，身體會出現食欲不振的現象，就是爲了減輕消化器的負擔。

五臟的相生相剋

和「相生」的母子相對應的，就是「相剋」的關係。生與剋的平衡對五行正常的運化非常重要，而五行中每一行都受到其餘四行的影響。例如，木生火，而木又爲水所生，另一方面，木剋土，而木又被金所剋。這樣，五行在自然界中維持了一個微妙的平衡狀態。數千年以來，五行學說的智慧一直被應用到中醫學裡，並成功地爲人體提供了保健的策略。

例如五行之中「木剋土」，因此當肝臟出現問題，消化器就會受到連累，中醫有「肝氣犯脾」或「肝氣犯胃」之說。當消化器受到影響變得衰弱，就會想大量攝取食物以度過難關，導致食欲暴增。

有人因爲肝氣犯脾胃、導致暴飲暴食而變胖；有人同樣肝氣犯脾胃，卻怎麼吃都吃不胖，甚至還「越吃越瘦」，這是因爲肝臟轉嫁到消化器的毒素過多，導致消化器受損嚴重，吃太多也吸收不到營養，才造成這種情形。

而五臟之間的影響，也有直接間接之分。例如當腎臟出現問題，應該會連累心臟，但實際卻很少發生這樣的情況。因爲心臟是生命之源，如果腎毒直接攻擊心臟，很可能會導致心臟衰弱、造成死亡，這樣實在太危險。因此，一旦腎臟出現問題，腎毒不會直攻心臟，而會分泌腎上腺髓質引發疼痛或發炎，間接使心肌功能受到影響。由於毒素被分散到其他地方了，因此很難得知會是身體哪個部分出現問題。

內臟排毒時間表

內臟有其各自運作的時間，五臟六腑加上心包共六臟六腑，每部位分別運作2小時，就是一天24小時。對於身體積累的毒素，要及時排除，排毒要從五臟六腑開始。

凌晨3到5點是肺臟的排毒時間，這時氣血開始流動，肺功能開始變得活躍，如果肺部有問題，這時會出現咳嗽；5到7點是大腸的時間，要排便、排出廢物；7到11點是胃及脾臟等消化器活動的時間，如果小孩不愛吃早餐或肚子不舒服，就代表他的消化器出現問題，但這種情形只要接近中午就恢復正常，因爲接下來輪到心臟，食欲自然就回來了，內臟的分工就是這麼精細。

還有其他的例子：即使每餐都吃飽了，但一到某時間就開始覺

六臟六腑的排毒時間

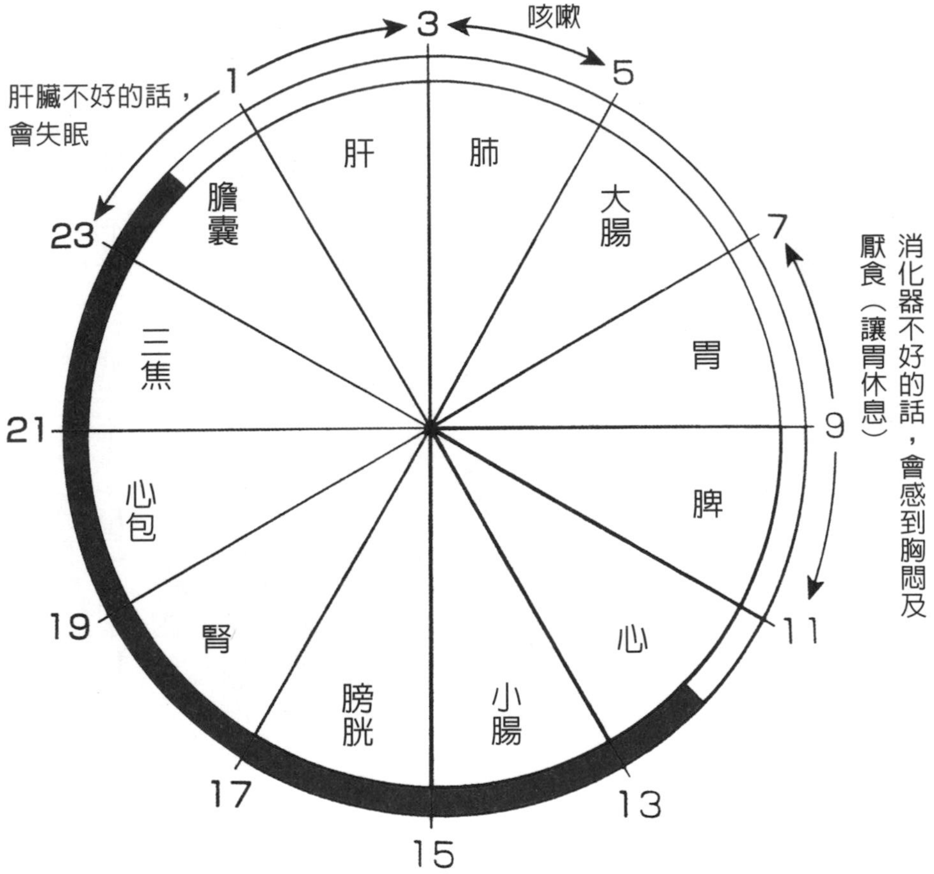
3
咳嗽
5
1
肝臟不好的話，
會失眠
肝
肺
膽
囊
大
腸
23
7
消化器不好的話，會感到胸悶及厭食（讓胃休息）
三
焦
胃
21
9
心
包
脾
19
11
腎
心
膀
胱
小
腸
17
13
15

得餓；或是明明每到傍晚就疲累不堪，但一到半夜卻開始變得有精神；或夜晚就寢後，一到某個時間帶就自動醒來，或天還沒亮就醒來睡不著等，這些狀況都代表某部分的臟器可能出現問題，因此不得不在那時開始活動。雖然沒必要對每個動靜都疑神疑鬼，但這個時間表至少可以給我們一些參考，了解身體不適的可能原因。

有人一旦察覺到某臟器可能出現問題，就會擔憂不已，恨不得馬上衝到醫院做檢查，但這時去醫院是沒有意義的。因爲這個出現問題的內臟，此時還未達到西醫「生病」的標準，因此檢查不出來。但是，至少可以給自己一個警惕，無論哪個臟器出現了問題，都可以提早進行排寒，加以調整改善。

1-8

「心寒」亦是毒

POINT

①排寒療法也能醫心
②傲慢、冷酷、利己、貪婪是心之寒氣
③治病前先治心；心正即病癒

腳暖了，心也就暖了

只要開始排寒，每個人都能很快就感受到身體的改變，雖然獲得改善的程度不同，但絕對會令人驚訝。許多人在開始排寒之前，都是抱著半信半疑的想法，但等到實際開始執行後，就能體會到它的效果。

大部分的人都是因爲身體出現問題才開始排寒，但令人意外的是，除了排寒對疾病的療效，最多人提到的反而是「腳變暖和後，連心都變暖了」。換言之，一旦腳部冰冷，連心都會變得冰冷。

如果有人覺得自己總是心情鬱悶、焦慮不安，或想法十分悲觀消極，可以試著給足部加溫，試著讓它變暖。

如果覺得自己已經累到無法保持善意，或失去對人的信任，也可以給足部加溫。一旦腳開始慢慢變暖，就會發現自己的心確實已經受到寒氣侵入了。

「連心都變暖」，給人一種溫暖的安全感，許多人原本只是想藉由排寒多少改善一下自己的疾病，卻因此得到了令人意外的收穫。俗話說「病從心起」，一旦開始排寒後，就能深刻感受到這一點。

還有一件事也很令人不可思議，很多人開始排寒之後，感覺連自己的運氣都變好了。我想，這是因爲身上不好的氣（寒氣）被去除之後，正能量才能開始運作吧！

開始排寒之後，身心都會變得更加溫暖，讓人更有勇氣去面對難關。不安的心情消失了，做事也變得更積極，加上睡眠充足，身體也一天比一天健康，對人對事都更有熱情，人際關係自然會變好……這麼一想，好運不到來才奇怪。

4種致病的惡劣性格

情緒混亂或精神不安等心理層面上的狀況會變成毒素堆積在體內，對內臟造成不好的影響。特別是某些惡劣的性格會讓身心致病，當中以「傲慢」、「冷酷」、「利己」、「貪婪」這4種最需要注意，每種性格都有各自對應的內臟（參照P.83）。

傲慢——這種性格的人不僅會瞧不起別人，同時更恨被別人瞧不起，因此會裝成格外自大，俗話說「過度的自大代表極度的自卑」，就是這種性格的寫照。除此之外，還會將他人的付出或善意視爲理所當然，例如小孩將父母的好當作應該、婆婆認爲媳婦應該服侍一家人等對他人毫無感謝之心的行爲，也是一種傲慢。擁有這種性格的人，其肝臟及膽囊很容易出問題。

冷酷——這種性格的人任何事都只會從對自己有利的角度去思考，對他人毫不關心，心腸冷硬又自私，因此心臟及血管系統容易出問題。這種性格的人，其心肌細胞膜上的鈣離子容易失去作用，導致代謝異常，造成腎臟、尿管、唾液腺及膽囊等結石。由於心肌異常不到極爲嚴重的程度，無法從心電圖等數值上檢查出來，因此只能不停動手術去除結石。如果一個人的結石總是復發，就要反省一下自己是否過爲冷酷，導致心臟出現問題了。

利己——這種性格的人極為重視自己的需求，凡事只求安全、安心及安樂。只要稍微感到饑餓，就完全無法忍受，馬上必須吃東西或喝飲料。因此，這種性格的人消化器容易受損，加上懶惰不愛動，外形常顯得肥胖臃腫。飲食過量所造成的毒素通常會攻擊膝蓋及肌關節，導致發炎或病變，造成最後難以行走。

貪婪——這種性格的人重欲又貪心，但是又不願意付出相對的努力，愛好追求金錢及物質，對於自己想要又得不到的東西更是偏執。他們很容易在肺及大腸上出問題，引起皮膚病及潰瘍性疾病，再加上肺部失去清毒的功能，因此會造成哮喘，同時大腸的排便功能失常，進而導致便秘或痔瘡。

其實每個人身上或多或少都具備這4種性格，只是強烈程度不同而已，也因此各人罹患的病症千差萬別。只是要注意的是，如果這類心理層面上的問題越來越大，會導致腎臟及膀胱惡化，進而造成憂鬱症等疾病。

因此，當我們罹患病症時，除了擔心身體的狀況，首先更要反省自己的心。「關心他人」之所以被視爲美德，就在於它不是利己，而是利他。此外，抱持謙虛的心，也是排寒時治療疾病的重點。

● 苦樂都是人生享受

現代人教育孩子的方式非常糟糕，將過度保護當成是對孩子的關心，不讓他們經歷寒暑，孩子想要什麼就給什麼。孩子在這種永遠安全、完全不必擔心的溫室中長大，也難怪他們隨便遇到一件蚊子叮到般的小事就無法承受。這樣的孩子不但會缺乏安全感，更容易對每件事情都感到焦慮，變成憂鬱症，像這種心理上的疾病，經常都和內臟的狀況有關。特別是憂鬱症，病人的肝臟、腎臟、消化器及肺都有問題，而躁症的病人則是心臟及消化器會有問題。

我認為憂鬱症可分成兩種類型：任性型憂鬱和認真型憂鬱。任性型憂鬱症患者通常有所謂的公主病，是從小教育方式錯誤所造成的；而認真型憂鬱症患者則多半從事沒有客觀評價或標準的行業，由於個性太過認真負責，導致多思多慮，才會得憂鬱症。不過認真型憂鬱症患者通常個性堅強，也有病識感，因此會主動求醫，痊癒的機率非常高。

近來，有越來越多人為了治療憂鬱症等心理疾病開始接觸排寒，只要願意認真執行，獲得的效果都很好。但這個方法對任性型憂鬱症患者很難見效，因為他們只要一出現瞑眩反應，就會恐慌害怕、抱怨連連，所以最後都半途而廢。任性型憂鬱症患者想要痊癒，最大的難關就是自己，除非肯下定決心，不然永遠都不可能治好。

「氣」是生命中最根本的東西，分爲陰與陽，只有陰陽平衡，氣血才會通暢，所謂「陰陽一調百病消」。其實人生也是一樣，如果回首自己走過的路，會發現不只有快樂的事，絕對是苦樂參半。因此，如果只想追求快樂、不願承擔苦難，人是不可能活下去的。如果能放寬心胸看待生命中的苦樂，就不會出現情緒混亂或精神不安的狀態，人也能活得更開心、更快樂。

只要對人生抱持熱情及信心，默默朝著正確的道路前進，不用求神拜佛或死命追求，幸福也會降臨到自己身上。就像《青鳥》這個故事一樣，吉爾及梅蒂這對兄妹拼命尋找會帶來幸福的青鳥，卻總是失敗，最後歷經千辛萬苦，才發現原來幸福的青鳥就在身邊。

正確的生活態度才是治病根本

人一旦生病，首先想到的就是如何將病「治好」，但這種想法卻經常讓我們忽略了重要的事，那就是「我們爲什麼會生病」。由於很多疾病都源自於自我主義的錯誤行爲及行動，如果不找出原因，光把病治好是沒有用的。

「排寒醫學」就是幫助我們矯正錯誤生活的學說，從保持頭涼腳暖、八分飽的生活習慣，到注意飲食及穿著等要求，方法雖然簡單，卻是保持身心健康的不二法門。

只要生活態度正確了，任何疾病都能不藥而癒；如果只想著治病，這個病是永遠治不好的。

如果不改變錯誤的生活及自我本位的行爲，只想著把生病的患部切除，它總有一天會再復發。因爲這個病是自己造成的，就算這次切除了，病症也會在別的地方發作。

也就是說，想要治好疾病，首先要反省自己、改變不對的行為，這樣才能去除病氣的源頭，從根拔除。

像前面提到的惡劣性格，以及驕傲、惡意、虛榮等，都是產生於自我本位的思想，這些東西對身體只有百害而無一利。

所以，重病或病癒，全在自己一念之間，醫院或手術對我們的幫助實在很有限，而大病通常都是由小事積累而成的。就像飲食對我們的健康有極大影響，但選擇有害或有益的食物，權力則在我們自己手上。如果每天都過著不健康的飲食生活，可以說這個人本身就已經有問題了。

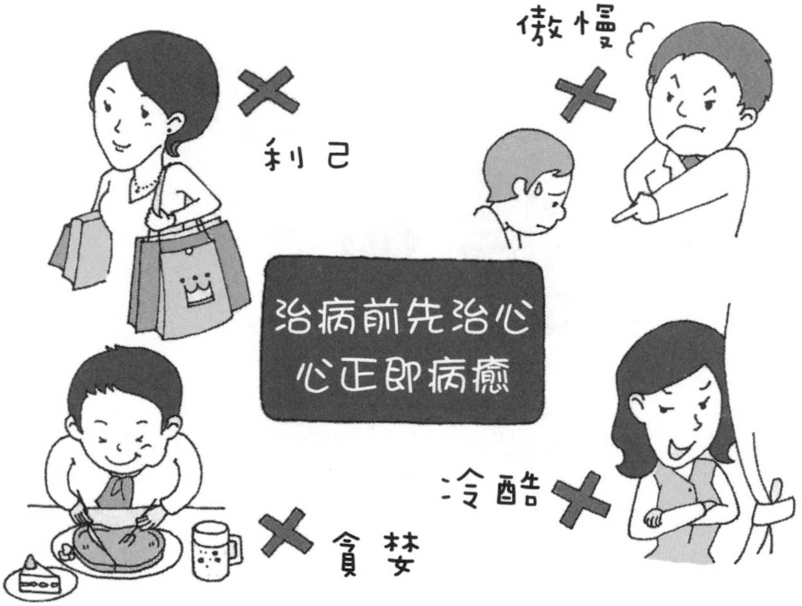

自我主義的思考方式，是身體健康的最大阻礙。
過著不累積毒素的生活，才是邁向健康的第一步。

Column

腹式呼吸幫助「排寒」

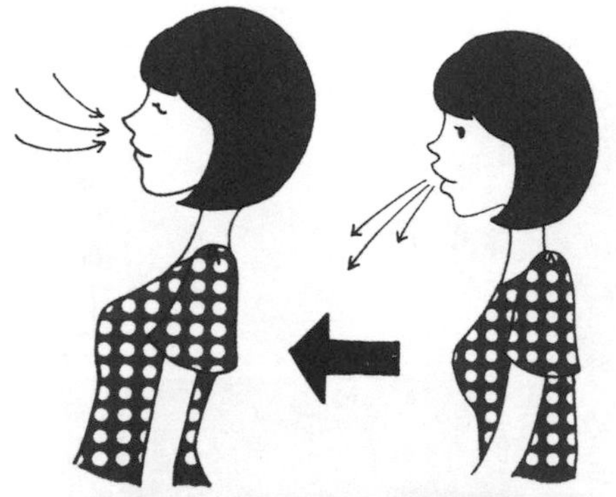

從鼻子自然吸氣，
屏氣4～5秒
（確認腹部鼓起）

嘴成O形，
慢慢將氣吐盡
（確認腹部完全扁平）

當情緒上來時，經常會聽到要「深呼吸」。使用腹部進行深呼吸，可以排出二氧化碳等體內毒素，同時吸入產生熱量的氧氣，讓心情平穩。

吐氣時，要將空氣完全吐盡到腹部扁平的程度，像吹口哨一樣將嘴嘟起成O形。如果一邊吐氣還能一邊發聲，在出氣處做一些阻礙，可以提高排毒的效率。吐完氣後放鬆力氣，腹部會反彈回原來狀態，讓人自然吸入空氣。新的空氣會在肺部進行轉換，因此可以先屏氣4～5秒，再慢慢吐出來。

PART 2

開始「排寒」

身體變壞是長期累績的結果，
所以調整體氣當然需要時間，
食、衣、住都必須做出改變，
第一件重要的事，
就是「保持下半身溫暖」，
下半身暖了，血氣才會循環，
能量才可提升。

進藤幸惠

2-1

排寒生活大作戰

POINT
①心懷謝意，品嚐美食
②身體不適時最能感受半身浴效果
③排寒隨時可以開始

● 排寒與飲食

初次見面的人，經常會因爲我飲食不忌口而驚訝，因爲他們經常以爲我是素食主義者或採用延壽飲食（Macrobiotic）。事實上我都不是，我什麼都吃。

當然我也有注意均衡飲食，但更重要的是，吃東西時抱著感謝的心情。食物在直到入口前，不知要花費多少功夫和心力，自然要滿懷感恩。

我原本就非常喜歡甜食，現在雖然稍微有點節制，但只要自己想吃，我也不會刻意忍耐，就依照自己的心情享用。

我喜歡快樂地享受美食，和朋友聚餐時，興致來了也會喝點小酒，有時候一不小心就吃太多。這種時候，我就會在下一餐吃的稍微清淡或乾脆不吃來做調整，另外就是加長半身浴的時間或多套幾層襪子。

也就是說，我會用排寒療法來調整身體，使用的方法不一定，會依當時身體的感覺來決定。

實施排寒療法一段時間之後，經常會有人以爲體內毒素都已排除乾淨，事實並非如此。像飲食過量、偏食或飲食不正常，多少都會讓身體累積毒素，因爲沒有所謂「排毒完畢」這種事。

不過，排寒療法並不限制飲食，只是一切都需要注重平衡。

簡單來說，排寒療法讓我們反省生活，也給我們機會去彌補不良習慣帶來的後果。

對過敏性鼻炎及退燒有奇效

我從小就喜歡甜食，因此有很嚴重的過敏性鼻炎，現在回想起來，應該是消化器產生的毒素影響到了腎臟，導致鼻子及耳朵出現症狀。當時我眞的非常喜愛甜點和冰淇淋，每天都要吃好幾個，但自從開始施行排寒療法後，我就戒掉了甜食。

由於過敏性鼻炎的關係，我經常會鼻塞、呼吸困難，因此很依賴點鼻藥，到後來鼻炎越來越嚴重，甚至必須仰頭把藥噴進鼻腔裡才行。即使如此，我也沒有想要改善這種情況，從此點鼻藥變成了我生活中的必需品，就算出去旅行也會和面紙一起放在床邊隨時備用。

不過很神奇的是，當我開始進行排寒療法後，就不再需要點鼻藥了。某次突然想起：「咦？我的點鼻藥呢？」找了半天才發現它被我丟在抽屜的最裡面。

除了過敏性鼻炎，另一個讓我見證排寒療法奇效的就是「發燒」。當時我實施排寒療法才大約3年左右，一次忽然發了40度的高燒，我就想這是試試父親所說「排寒療法對退燒有奇效」的好機會，便狠下心來進行了約1小時的半身浴。對，沒錯，就是半身浴。

基本上，「發高燒時不能洗澡」是眾所皆知的常識，所以我一直對這個建議存疑。「要是症狀更嚴重怎麼辦？」——我抱著這樣的擔憂，拿自己的身體做了一次實驗。但是當晚，40度的高燒卻奇蹟似地降了下來。

或許那只是剛好而已，我仍然心存疑慮。但不知幸還不幸，隔不到半月我又發燒了，這次是39度5，於是我再次嘗試半身浴，高燒仍迅速地降了下來。

我這才明白，原來「發燒」也是一種排毒反應，身體爲了排除入侵的寒氣，只能提高體溫，一旦寒氣排除乾淨，熱度自然就會降下來。

這時如果用退燒藥強迫身體退燒，就會打斷身體的排毒過程，讓毒素在體內越積越多。

因此，一旦出現高燒，也不需太過緊張，只要慢慢用半身浴排出身體的寒氣及毒素即可。發燒對身體絕不是壞事，只要懂得運用排寒療法，反而能幫助身體排出毒素。

排寒前要準備的東西

看到這裡，或許有人開始躍躍欲試了吧？但手邊卻剛好沒有適合的襪子或道具，無法馬上開始。之前甚至有讀者看了我的書，沒穿襪子就到我的演講或讀書會來，然後問我：「訂的襪子還沒到，無法馬上排寒，怎麼辦？」

其實，最重要的是「幫足部保溫」，這個馬上就可以進行。當然，如果可以，還是選擇天然素材的襪子，現在大部分的襪子都含有化纖，不是最好的選擇，但怎麼樣都還是比不穿襪子要好。即使目前手上沒有天然素材的襪子，還是請大家用手邊現有的襪子進行「多層襪保暖」，而且最好馬上就開始。

大家會對排寒療法產生興趣，一定是身體出現了問題，如果又抱著「下次再說」的想法，症狀只會越來越嚴重，直到身體發出悲鳴。

而且奇怪的是，一旦身體出現問題，反而讓人更想做一些「讓症狀加重」的事。

例如，當人在極度疲累時，會特別想吃速食或甜食，甚至是暴飲暴食。就像那樣，當一個人的身體狀況越不好，就越會做出加重寒氣入侵的行爲。因此，才會出現有些女孩，上半身戴著化纖毛帽、圍著厚厚圍巾，包得十分嚴實，下半身卻裸著大腿穿迷你裙，還一點也不以爲苦。當一個人寒氣入侵越嚴重，這種情況越常出現。

即使這樣也沒關係，大家會拿起本書，就表示對排寒療法多少有些興趣，也代表大家本能地知道之前的做法是不對的。既然如此，就不要因爲一些小事隨便放棄，只要花點小功夫，用手邊的東西就能實施排寒療法，最重要的是「馬上開始」。

有些人以爲排寒療法只要穿「多層襪」就好，其實不只如此。首先要讓身體保持「頭涼腳暖」的狀態，半身浴及足湯也是在家就能輕鬆做的，再來就是維持飲食上的均衡，這些都注意到了，基本上就不會有問題。不需要萬事齊備或完美的道具，只要願意，排寒療法隨時都可以開始。

2-2

排寒實踐法①衣・食・住

POINT
①衣……下半身厚，上半身薄
②食……攝取能溫暖身體的食物
③住……養成每天半身浴及泡足湯的習慣

●常保下半身溫暖

其實，我們的身體一直都在微量排毒，以此預防疾病。皮膚就是隨時排毒的部位之一，因此平常最好能穿著不妨礙皮膚表面進行呼吸的衣物。

排寒療法的基本服裝搭配是「富士山」——也就是上半身輕便，下半身多層穿搭、重點保溫。許多人會問我夏天該怎麼穿，其

服裝的基本原則

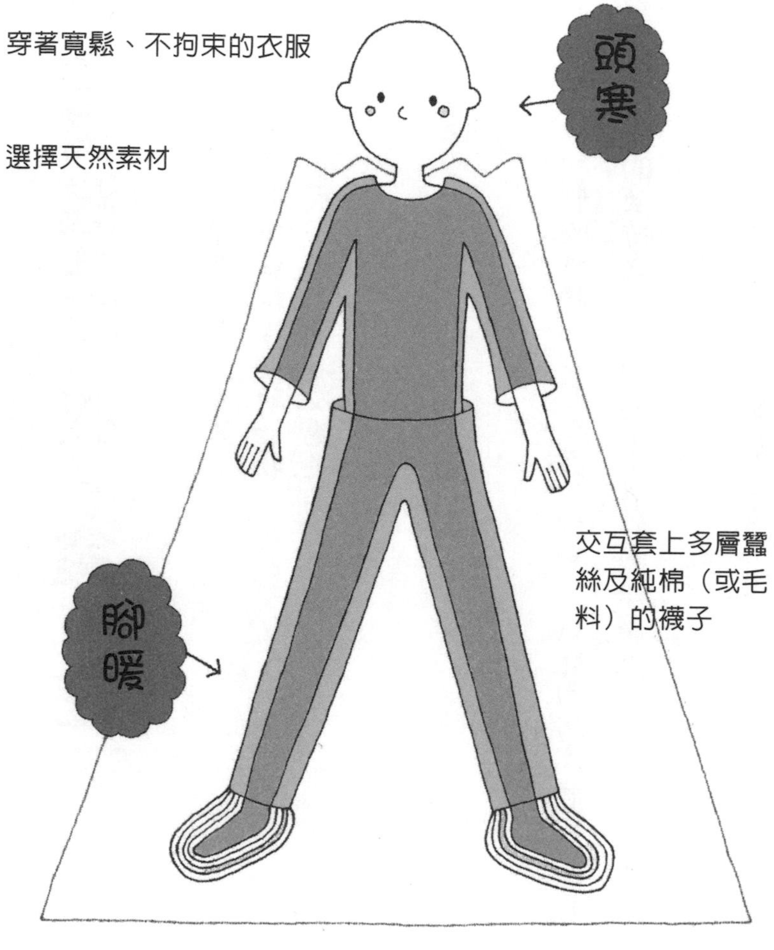
穿著寬鬆、不拘束的衣服
選擇天然素材
頭寒
腳暖
交互套上多層蠶絲及純棉（或毛料）的襪子

實不管夏冬都一樣，許多人每到秋冬就多病，原因就出在夏天沒有注意保溫，導致寒氣入侵。因此，就算是夏天也要穿多層襪，幫足部保暖。

衣物選用排毒素材

足部一年四季都要注意保溫，寒涼季節更要著重膝蓋及背部以下的保暖，而頭部、脖頸及手部則要全年透氣。

衣服最好選擇絲、棉、麻及毛等天然纖維的材質，化學纖維會妨礙排毒。有些人的皮膚經常紅腫發炎，就是因爲他們穿著化纖材質的衣物，導致毒素長期累積在皮下，因而引起發炎。

不管是衣服或食物，都最好避免化學加工品。或許有人會覺得「天然素材很貴」，但總比穿著便宜的化纖衣物導致身體出現問題要好。穿著優良的天然素材衣物，讓身體處在自然舒適的狀態，是

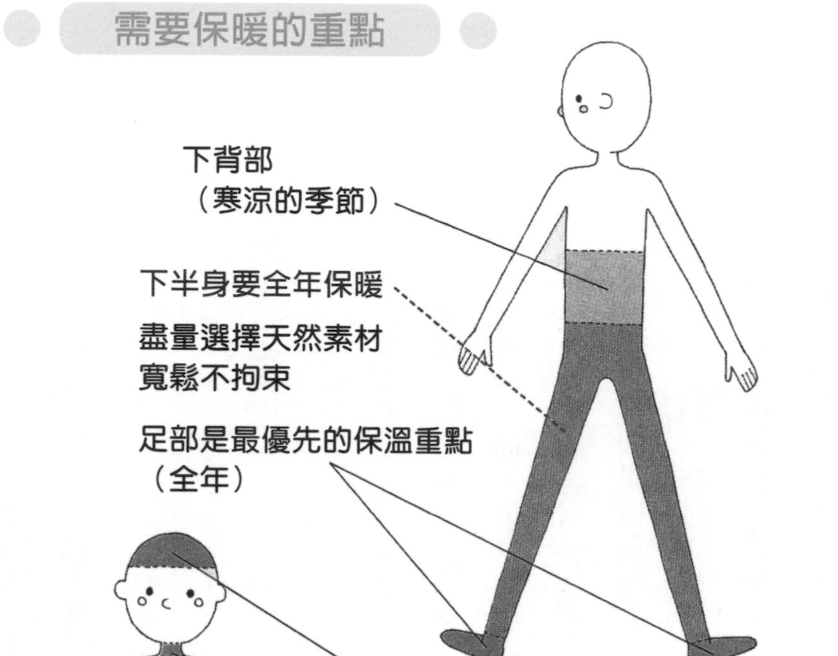
需要保暖的重點
下背部
（寒涼的季節）
下半身要全年保暖
盡量選擇天然素材
寬鬆不拘束
足部是最優先的保溫重點
（全年）
頭部
頸部
手腕
男性要注意股間的通風
（特別是炎熱的日子）
需要散熱的重點

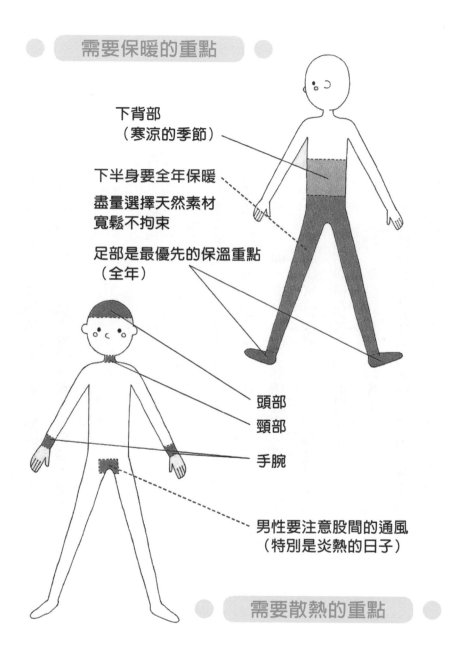

預防疾病的第一步。

此外，緊繃的衣物也會妨礙皮膚排毒，因爲它會壓迫血管、導致血液循環不良，因此也要注意。最好選擇穿上後「不即不離」的衣物，這樣的設計讓身體感覺最舒適。

●四季的基本服裝原則

腰部以上常年維持夏天的透氣搭配。

夏天以外的季節，腰部以下要穿著和冬天相同的搭配。

不管夏天和冬天，身體都要注意保溫。

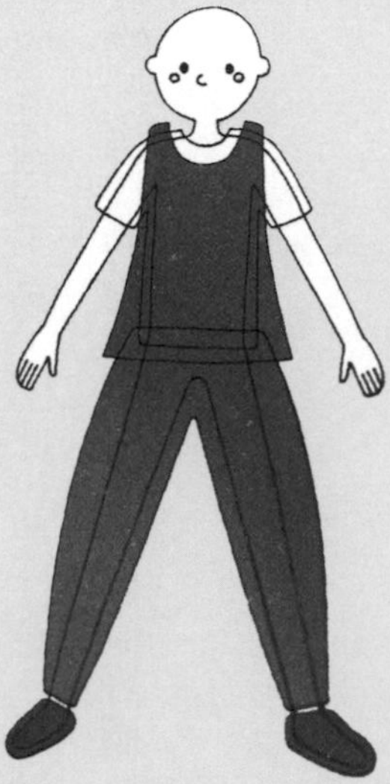

春・秋（涼爽）

◎**雙手**隨時保持透氣

◎**手臂**盡量露出

◎**上半身**穿三分袖或半袖的T恤、襯衫

◎寒冷時套上背心（手臂保持露出）

◎**下半身**穿寬鬆的褲子，裡面穿衛生褲

◎**足部**穿多層襪

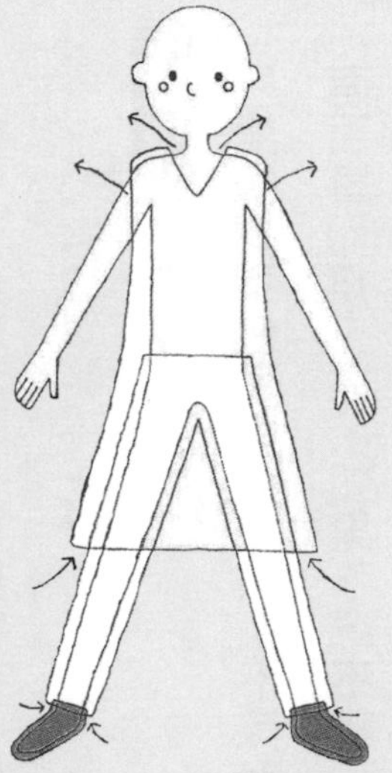

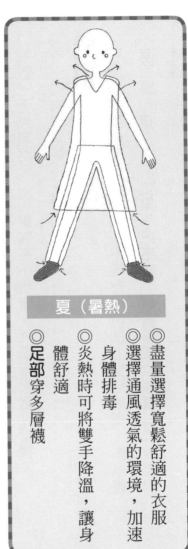

夏（暑熱）

◎盡量選擇寬鬆舒適的衣服

◎選擇通風透氣的環境，加速身體排毒

◎炎熱時可將雙手降溫，讓身體舒適

◎**足部**穿多層襪

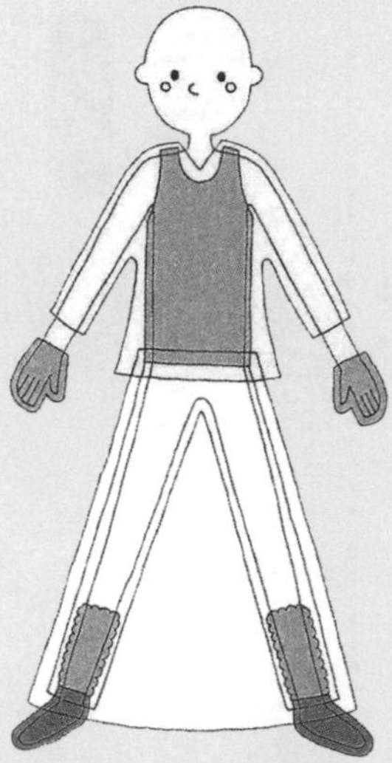

冬（寒冷）

◎**上半身**穿七分袖

◎寒冷時套上背心

◎穿長袖時，袖口越寬鬆越好

◎可戴手套，只要保持手腕露出即可

◎**下半身**穿著和春・秋相同的衣服，最好加上保暖腿套

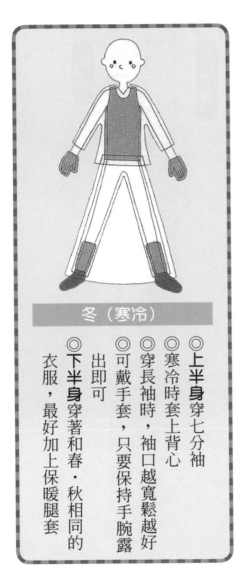

●排寒的服裝搭配

內衣

盡量選擇天然素材的衣物（最好是蠶絲），如果只有化纖材質，可在皮膚及內衣之間墊上絲布（如絲巾）即可。

衛生褲

年輕人或許會覺得土，但衛生褲的保暖效果非常好（可輪流穿絲質+天然素材），如果實在不想穿，就盡量多套幾層襪子。

褲襪

尼龍褲襪不但薄，還一點都不保暖，再加上緊貼肌膚，對身體有百害而無一益。如果不得不穿，盡量選擇100%蠶絲或混絲的材質。

脖頸

脖頸附近盡量保持透氣，如果必須繫領帶，可選擇領口大兩號的襯衫，再將領帶繫在上面。最好不要穿高領毛衣及圍圍巾，只要下半身保持溫暖，脖頸附近就不會感覺寒冷。

和服

和服基本上會包裹全身，因此保暖度不錯，缺點是衣物的上半身和下半身厚度相同。但和服的袖口寬大透氣，可保持上半身涼爽，因此整體來說還算不錯。只要下半身記得搭配衛生褲或內搭褲，並在和服襪套裡穿上多層蠶絲及純棉的五指襪，保暖就完全ＯＫ了。

帽子

帽子會妨礙熱氣自頭部排出，能不戴就盡量不戴。如果是夏天防中暑，可以選擇透氣性良好的天然麥桿帽。

鞋子

最好選擇真皮或棉質多的鞋子，合成皮也無妨，像包裹到腳踝的籃球鞋就很好。

孩童服裝

依照「頭涼腳暖」的原則，盡量選擇長褲、少穿短褲。有些學校提倡赤足教育，但這會造成孩子寒氣入侵，可與老師商量是否讓孩子在學校穿襪子，如果實在不行，就盡量在家裡替孩子做好下半身保暖的動作，絕對不能「隨時光腳」。

穿上多層天然素材襪

足部也是身體重點排毒的部位之一，腳底汗腺發達，一天幾乎可以排出一整杯的水分。它和內臟又有密切的關聯，寒氣或飲食過量造成的毒素，幾乎都透過腳底排出，因此穿襪子時最好避開化纖材質，選擇蠶絲、純棉或毛料等天然素材的襪子才能吸收毒素。

化纖材質的襪子一旦穿太多層，會讓足部悶熱不透氣，而蠶絲等天然素材的襪子不但觸感溫柔，也透氣保暖，只要穿過一次就會愛上。不過，如果是穿在最外層的襪子，則用化纖材質的也無所謂，甚至比起天然素材，化纖材質更耐磨，可以保護中間比較嬌貴的蠶絲或純毛襪。

穿多層襪時，如果感覺襪子潮濕變冷，就要馬上替換，讓足部隨時保持溫暖乾爽的狀態。當襪子因爲排毒反應或出汗變得潮濕，時間一長也會變成寒氣，因此需要注意。要是足部容易出汗，可以

襪子的穿法

1.
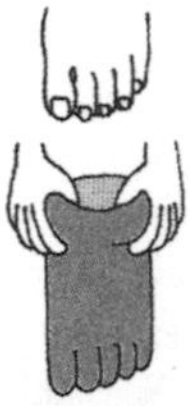

先穿蠶絲的五指襪

↓

2.
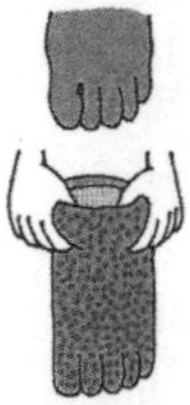

套上毛料（或純棉）的五指襪

↓

3.
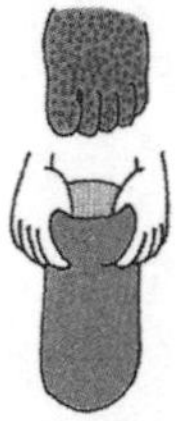

套上普通的蠶絲襪

↓

4.
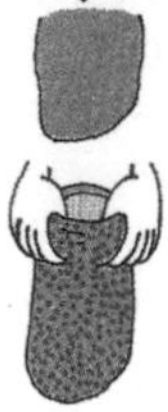

最後套上毛料（或純棉）的襪子

貼身接觸肌膚的襪子選擇蠶絲。

再依天然素材→蠶絲→天然素材……的順序套上多層。

最少穿4層，
寒氣嚴重的要穿10層以上，
可依照自己的病情決定襪子的層數。

最外面的襪子可穿化纖材質。

◎蠶絲
保暖性佳，排毒作用強。

◎純棉
吸毒力強（容易潮濕），
便宜好清洗。

◎毛料
排濕力強，同時又保濕。

用毛料代替純棉材質，它更吸汗排濕，穿起來更舒服。

破襪子看出排毒效果

足部要保暖很容易理解，但爲什麼一定要穿五指襪呢？毒素會以各種形態從身體各處排出，包括皮膚經由毛孔呼吸也在排毒，雙手也是藉由手指張合或磨擦、觸摸空氣及水等各種刺激排毒。

但是，足部卻缺少接觸外面的機會，腳趾也很少運動或磨擦。或許有人會想：「光腳也可以運動腳趾啊？」但這樣容易讓足部受到寒氣侵害，這麼一來就本末倒置了。因此，爲了幫足部排毒兼保暖，還是穿上襪子最好，加上腳趾要能運動，當然五指襪就是最好的選擇了。五指襪不但方便活動，指縫間的纖維更能吸收毒素、幫助排毒。

證據就是：一旦開始排寒，襪子不用多久就會開始破洞。有些人才一穿就破了，那並不是襪子材質不佳，而是排毒開始的證明。相反地，也有人怎麼穿都不會破，這是因為每個人排毒的方式不同的關係。

一旦開始排毒，襪子就會開始頻繁破洞，經過一段時間之後，體內毒素越來越少，襪子也就不那麼容易損壞了。另外，依毒素的強度，有人只破到第1層，有人甚至會破到第2、3層；毒素越強，就越容易滲透第1層襪子，直接被外面幾層襪子吸收。

當中還有人的襪子會發出惡臭，或在鞋底及指間滲出紅色汗水。我聽過最誇張的例子是，有人幫長期癱瘓的病患穿上多層襪，1個小時後，病人腳底忽然直接穿透4層襪子。動都不能動的病人，襪子底部就這樣疊在一起整個脫落，而且沒有任何地方脫線，邊緣就像被溶解一樣裂得乾淨俐落。

此外，每個人磨擦變薄的地方也不同，有人是腳趾頭，有人則是腳後跟。狀況看起來或許不嚴重，但同樣是在排毒，一旦增加襪子的層數，很可能就會開始破損了，這代表體內的排毒能力開始提升。想排毒，也需要身體有能力，因此不要去管襪子哪些特定地方破損，是不是代表身體哪處不好，只要努力堅持排寒就行了。

● 寒氣入侵造成飲食過量

飲食過量是疾病之源，其實暴飲暴食也和寒氣入侵有關係。寒氣會讓消化器出現問題，造成食欲過剩、不斷想吃東西，人在疲累過度時會想大吃大喝，就是這個原因。但暴飲暴食不但無法幫助抒壓，還會在體內累積毒素，最好避免。排寒的基本原則就是「八分飽」，平常一定要養成習慣。只要身體恢復正常，暴飲暴食的狀況就會消失。

食物依屬性可分成「溫熱」及「寒涼」，排寒時要記得選擇溫

溫熱食材&寒涼食材

溫熱食材	
水生植物	海藻類（昆布、海帶芽、海苔）
地下植物	根菜類（牛蒡、白蘿蔔、紅蘿蔔等）、薯類 ※但生薑性屬寒涼，要注意，若只是調味則無所謂
豆類	紅豆・豌豆等、其他豆類製品（豆腐等）
乾物類	菜乾、魚乾、肉乾、乾香菇
發酵食品	味噌、醬油、醋、納豆、米糠漬、起司、優格
鹽漬類	鹽漬或味噌漬的蔬菜、魚、肉等
重石加壓類	醃漬品
粗製類	玄米、全麥、粟米、稗、天然鹽、粗糖、蜂蜜、黑糖

寒涼食材	
人工精製類	白米、精製食品、白糖、精鹽、乳瑪琳、人工甘味料、化學調味品、防腐劑
地面植物	葉菜類、水果類（食用時最好沾少許醬油及味噌）
嗜好類	酒、香菸、辛香料、零食、乳製品（冰淇淋及乳酸飲料等）、清涼飲料、藥物、保健食品
加熱後仍屬寒涼類	牛奶、動物性脂肪（肉或魚在食用時最好淋上檸檬汁）

※煎、煮、炒、炸、蒸、燉等加熱動作，會讓寒涼食材轉成溫熱食材
※溫熱食材攝入過多亦為有害，性質會轉寒涼

熱性質的食材。生菜及水果性屬寒涼，如果實在很想吃，可搭配祛寒的醬油或味噌（含有減低鹽害的胺基酸）。

雖然過度攝取寒涼食物對身體不好，但一直攝取溫熱食物同樣會造成身體怠惰。在選擇食物時，可搭配少許寒涼食物（約爲全體的4～5%），對身體才是最有益處的哦！

●食物的攝取方式及咀嚼效果

吃飯速度太快、不細嚼慢嚥的人，即使吃了很多也只能吸收極少的養分；但食物如果經過仔細咀嚼，就算只吃少量也能獲取很多營養。大家可以試試以下的吃飯方式：

①將食物分成姆指大小，用右邊牙齒仔細咀嚼5至6次後，換到左邊。

②左邊咀嚼5至6次後，再換到右邊，不要吞下食物。

「咀嚼」效果

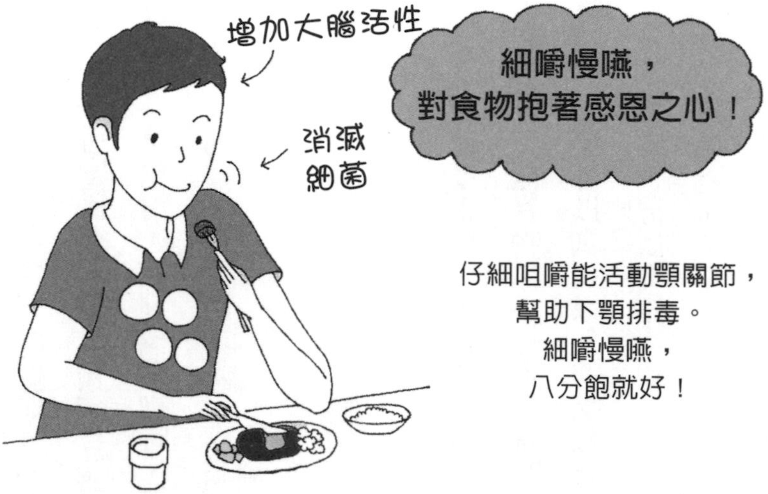
增加大腦活性
細嚼慢嚥，
對食物抱著感恩之心！
消滅
細菌
仔細咀嚼能活動顎關節，
幫助下顎排毒。
細嚼慢嚥，
八分飽就好！

這種方式會讓食物不必吞嚥就自動滑下，不用急著吃下一口，等口中食物全部沒了之後再吃下一口，這樣慢慢吃30分鐘後，肚子就會有飽足感。一旦感覺飽了，就要馬上停下，剩餘的食物等下次再吃。

人體一天只需要一千到一千一百卡的熱量，但大部分的人幾乎都攝取了超過二千卡的熱量。

食物中的細菌，通常會被胃酸殺死，但如果沒有好好咀嚼就把食物吞下，胃酸會無法滲透到食物當中殺死細菌，因此細嚼慢嚥也是避免食物中毒的方法之一。仔細咀嚼食物不但能預防飲食過量，更能預防癌症，因為顎關節是重點的排毒部位。仔細咀嚼食物能活動顎關節，幫助下顎排毒。

口腔潰瘍是身體警告我們「不要吃東西」的徵兆，如果嘴巴痛，就不要勉強吃東西，洗完半身浴後就趕快就寢。不要執著於「不吃東西就沒有力氣」的想法，強迫自己攝取三餐，真的不想吃的時候就別吃，讓消化器好好休息。

● 睡眠期是排毒巔峰期

睡眠期間是排毒的巔峰期，一旦開始進行排寒療法，早上起來就會發現房間裡瀰漫著惡臭。

因此，就寢時要多利用熱水袋，陶瓷製的最好，但如果沒有就

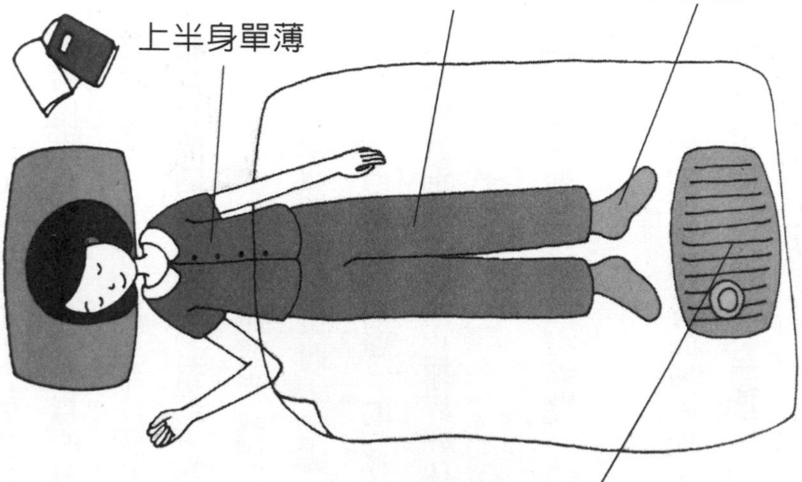
下半身穿多層
天然素材衣物
睡覺時也穿
多層襪
熱水袋可用毛巾包裹，
寒氣嚴重的人最好使用數個

用手邊的即可。

如果一個熱水袋不夠，多放幾個也沒關係，總之就是要讓下半身在睡覺時也能處在「半身浴」的狀態。其實，像多層襪也是為了維持半身浴效果所想出來的方法。原本進入熟睡後，人體就會開始大量排毒，此時如果提高下半身的溫度，就更能加強排毒效果。如果最近經常感到身體不適或已經開始生病了，就要在睡覺時增加熱水袋及襪子的數量，在增溫的同時提高排毒效果。

經常有人問我：「夏天時該怎麼辦？」只要善用冷氣及電風扇，讓上半身保持涼爽，製造「頭涼腳暖」的狀態就可以了，這也是排寒的基本原則。

夏天就寢時，上半身可穿背心或不穿。有些人會出現肩膀痠痛的問題，以爲是因爲上半身穿太少著涼了，其實並非如此。肩膀會痠痛，是消化器不好造成的，和睡覺時上半身穿得少沒關係，如果上半身穿太多，反而會因爲太熱而睡不好。

關於寢具的材質，如果是天然素材的當然最好，但如果不是，也沒必要爲了排寒而特別買過，就用現有的寢具即可。

●用溫水暖透身心

泡半身浴可以溫暖全身，幫助血液循環及排毒。但是，錯誤的入浴方式會造成寒氣入侵，必須特別注意。首先，半身浴的正確基本原則就是「頭涼腳暖」。

泡半身浴時，胸部以下要全浸在水裡，手臂則放在外面散熱。水溫大約37至38度，比體溫略高，至少浸泡20至30分鐘。等到全身都暖透了，就會慢慢開始出汗，不會因此著涼（最後起身前最好慢慢提高水溫）。

很多人以爲泡澡時水一定要夠燙才不會感冒，其實剛好相反。就像烤魚一樣，如果用大火燒烤，只會讓表面燒焦，裡面還是冰涼的；但如果用小火慢慢烤，就能從裡到外都均勻受熱。泡澡也一樣，如果用很燙的熱水，皮膚表面就會產生防護，防止熱度進到體內，結果泡了老半天，身體內部還是沒辦法變暖。

沒辦法進行半身浴時，可參考p.133的方法做足浴，讓身體排寒。

半身浴

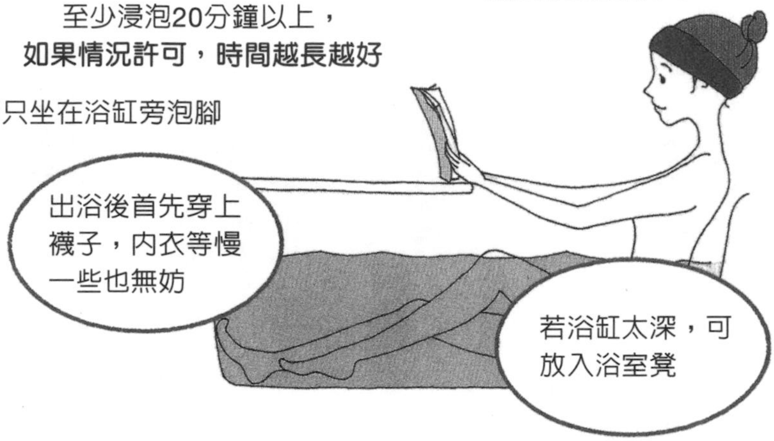
水溫40度以下（大約37至38度），
「感覺舒適的熱水」
至少浸泡20分鐘以上，
如果情況許可，時間越長越好
可只坐在浴缸旁泡腳
出浴後首先穿上襪子，內衣等慢一些也無妨
若浴缸太深，可放入浴室凳

足湯

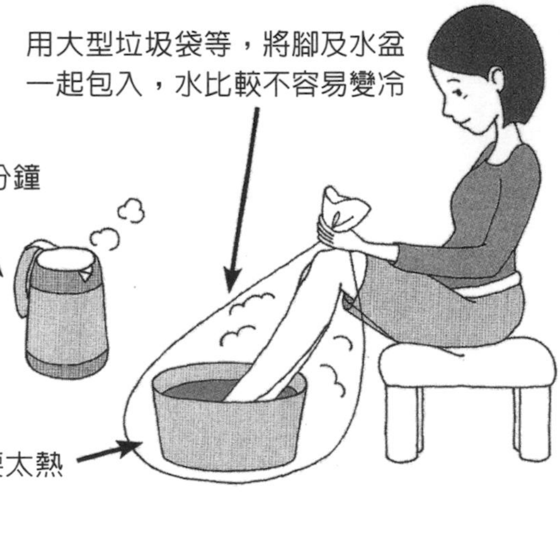
用大型垃圾袋等，將腳及水盆一起包入，水比較不容易變冷
中間加入熱水，
大約可維持30分鐘
注意水溫不要太熱

2-3 排寒實踐法②春・夏・秋・冬

POINT
①五臟變化與季節有密切關係
②夏天更要注意排寒
③只有消化器一年排四次毒

春季：萬物萌芽袪肝毒

五臟六腑與季節有很深的關係，春主肝臟、夏主心臟、秋爲肺臟、冬主腎臟，皆在對應的季節進行活躍的排毒（參照P.83）。

春季是肝臟排毒的時期，這個解毒器官會在此時變得活躍，因此春季也可稱之爲「解毒之季」。肝臟如果不好，人就容易暴躁易怒（變得有攻擊性）；一旦毒素移轉到腎臟，就會轉而變得膽怯恐懼；要是腎臟積毒過深再轉往肺部，整個人就會變得悲觀厭世；最後毒素侵入消化器官，會讓人瞻前顧後、優柔寡斷——對性格全是負面的影響。

因此，這段期間特別容易造成精神疾病復發，必須注意。排寒可以改善症狀，只要記得在日常生活中養成排寒的習慣，就不用擔心了。

春季有很多人因爲季節變化及花粉的關係，出現鼻子過敏或發炎等症狀，俗稱「花粉症」，其實這個花粉症也是排毒的症狀之一。

在寒冷的冬季中，一般人只會在房間內開暖氣或電熱器，不會使用電風扇，因此空氣不流通，熱氣只會全部堆積在上方，讓足部在整個冬季都處於受寒的狀態，導致寒氣入侵人。春天出現的花粉症，就是身體在排毒。

因此，不要將花粉症視爲大敵，發癢、打噴嚏、流鼻水及眼睛紅腫等症狀，都可以幫助我們排出毒素。花粉只是身體用來引發症狀的媒介，好讓我們排出積蓄整個冬天的毒素而已。

同時，也不要因爲天氣寒冷，就一直坐著不動，待在讓足部發冷的空間裡大吃大喝，讓身體累積更多毒素。由於身體會在病症變得沉痾難癒、重病纏身之前，就會提前反應、拼命排毒，因此就算排毒的症狀再難過、再不舒服，也不要用藥物抑制，就讓身體盡情將毒素完全排除乾淨吧！接著，只要注意飲食、小心排寒，這些惱人的症狀很快就會康復。

● 夏季：努力排寒解心毒

夏季是心臟排毒的時期。有人喜夏、有人苦夏，這跟器官的健康狀況有關係，對於有心臟病或消化器官疾患、肥胖問題的人來說，夏季是極爲辛苦的時節。如果身上有這些病症，就要比平常更加頻繁排寒，增加半身浴及足湯的時間、加厚多層襪，最好還能用熱水袋持續幫足部保溫。

我國的夏季既悶熱又潮濕，消化器官又特別容易受到濕氣影響，一旦那裡累積過多毒素，就會轉而攻擊腎臟，同時往心臟尋求幫助，但心臟這時正在排毒，因此無法接納毒素。很多人因爲苦夏食欲不振，擔心健康會出問題，其實爲了心臟著想，夏季反而不要吃太多東西比較好。

這麼一來，所有從消化器官移轉出來的毒素就會跑到腎臟，而腎臟又是所有人體器官中最懼寒氣的。如果因爲是夏季，就光著腳不穿多層襪，會讓腎臟累積毒素，一旦腎臟累積過多毒素，就會轉而攻擊心臟，並往肺臟尋求幫助，更嚴重會導致「熱傷風」或脫水，讓身體藉此排毒，因此要小心。

同時，夏季的強烈陽光會讓上半身過熱，導致足部變得比其他季節更易被寒氣侵入。因此，即使是夏季也要穿上多層襪，幫足部排寒，不過上半身可以穿得涼爽一點。

在夏季這個時期，血液循環會變良好，內臟功能也變得活躍，讓身體排出大量汗水，這是身體排毒的方式，因此盡量多流汗比較好。最好可以穿上容易吸汗的衣服，並且經常更換。

此外，夏季有許多中暑死亡的案例，這是寒氣從裸露的足部入侵，使全身慢慢被寒氣侵襲，身體無法藉由排汗調節體溫，導致上半身變得越來越熱，血液溫度變得過高，最後損害腦部。大腦細胞一旦處在超過40度C的高溫，就會失去功能，導致中暑昏迷。

日本人一到夏天就愛食用麵線及麥茶，大麥對於心臟之母「肝臟」很有幫助，若肝臟功能旺盛，心臟也會爲之受益，因此自古就被前人引入飲食之中。

秋季：結實纍纍清肺毒

秋季是肺臟排毒的時期。肺臟會在這時努力排毒，讓身體不致生病，從喉嚨及鼻子以咳嗽、流鼻水等方式排出累積的毒素。因此，即使症狀不會像春季那麼嚴重，但也會出現過敏的現象。

這個時期可以藉由腹式呼吸（P.102）保養肺部。從鼻子吸氣，用鼻腔幫空氣加溫加濕，保護畏乾怕冷的肺臟；吐氣時要悠長平穩，趁機排出毒素。不習慣的人可能有些困難，一旦習慣之後，自然而然就會使用了。

肺臟在西醫當中只被當成呼吸器官，但在中醫裡，它卻和大腸、皮膚、體內所有內膜及黏膜都有密切關係。由於肺臟、大腸及皮膚兼具排泄機能，因此經常便秘或拉肚子、出現皮膚病，都代表肺部及大腸功能不好。此外，秋季特別需要著重排毒，很多人在這段時期會長期腹瀉或長濕疹，都是因爲這個原因。這些症狀會持續到所有毒素都被排除乾淨才會痊癒。

很多人會在秋季初期發燒，原因就在夏季期間吃了太多甜食或水果，以及過度曝曬導致過熱，或游泳玩水導致寒氣入侵，嚴重的話可能持續幾週、甚至幾個月，讓人以為自己得了什麼可怕的疾病。

這時如果服用退燒藥強制退燒，即使熱度降低，寒氣仍然積蓄在體內，身體為了維護生命機能，之後又會再次造成發燒。因此，不要一發燒就依賴退燒藥，盡量使用半身浴退燒；另外，穿多層襪保溫對退燒也很有效果。只要將體內的寒氣排除出去，熱度自然就會降低。

秋季也是稻米的豐收期，各種作物結實纍纍，讓人食欲大開。在這個美食之秋，也要注意不要飲食過量，記得細嚼慢嚥，細細品嚐季節美味吧！

冬季：休養生息排腎毒

冬季是腎臟排毒的時期。由於腎臟與骨骼有很密切的關聯，因此要小心骨頭出現問題。有人會在這時期跌倒骨折，與其說是寒冷的關係，不如說是腎臟排毒導致的結果。在冬季期間，腎臟功能會變得活躍，從而排除累積的毒素，可能會出現腰痛、腰部冰冷或全身關節痛等症狀，這些都是和腎臟有密切關聯的部位。一旦出現這些症狀，不等到腎臟排毒完成、恢復健康，就會不斷地再次復發。

此外，冬季也很容易罹患感冒，可以多泡半身浴及使用熱水來預防。由於感冒病毒喜好寒氣及乾燥，因此要盡量幫助身體保溫並保濕。

由於維他命C對預防感冒有幫助，許多人會攝入各種水果，但水果會讓身體虛寒，因此最好選擇能提升體溫的食物來補充維他命C，例如綠茶、海藻類及根菜類等，不過要記得適量，不必刻意攝入過多。比起補充一堆維他命C，幫足部保溫反而更有幫助。

若罹患感冒食欲不振，這時不需要勉強進食，就讓消化器官休養生息吧！由於粥類不需咀嚼、很好入口，一不小心就會吃太多，因此不建議在感冒時食用。如果想吃東西，不要選擇粥類，可以選擇普通白飯，在口中慢慢咀嚼成粥狀再吞下，這樣不但對消化器官有好處，也可避免吃太多。

罹患感冒或流感時，也要努力排寒，那也是排毒的方式之一。

在極度乾燥的冬季，肺功能會變得低下，二氧化碳等廢物就會形成肺毒，肺臟爲了排毒會產生劇烈咳嗽。這時千萬不要用藥物去抑制，會破壞排毒的效果，最好盡情地咳個痛快，將肺毒排乾淨。只要足部有好好保溫，就算咳得再劇烈也不會過度消耗體力，更不會造成支氣管炎及肺炎。

皮膚和肺臟關係甚深，因此也會在這個時候排毒。一般所謂的「冬季癢」除了因爲乾燥之外，也有一部分是皮膚在排毒，另外像異位性皮膚炎中的乾性濕疹也容易在這個時節發作。

消化器一年排四次毒

日本有所謂的「土用期」，就是金木水火土的「土」，源自於中國的天干地支及五行。日本的「土用期」一年有4次，大約是立春（2月3日左右）、立夏（5月5日左右）、立秋（8月8日左右）、立冬（11月8日左右）的前2週。

「土」主消化器官，因此處在季節轉換期的「土用期」，就是消化器官的排毒期間。其他的臟器1年只要排1次毒，消化器官卻需要4次，由此可看出飲食對身體健康的影響有多大。

在季節當中辛勤工作的胃及胰臟，爲了替下個季節做準備，會在土用期一口氣將累積的疲勞物質等毒質排出體外。很多人會在季節轉換的時候生病，就是因爲消化器官不好，導致出現感冒、發燒、腹瀉、嘔吐、胃痛、食欲不振或倦怠等症狀。

但也有些人的消化器官沒事，心臟或腎臟卻出現症狀，這是消化器官的毒素跑到心臟或腎臟去了。

如果是心臟，會出現高血壓、腦溢血或腦血栓等血管方面的症狀；若是肩膀或手腕（左側較多）出現疼痛或痲痺，就是消化器官及心臟的毒素移轉所引起的。

如果是腎臟，會在鼻子、耳朵或腰椎（閃到腰）等相關部位出現症狀，造成耳鳴、重聽或流鼻血。

如果在季節轉換時生病了，也不要著急，只要注意不要飲食過量並認真排寒，就能幫助身心恢復平衡，重獲健康。

季節與五臟的關係

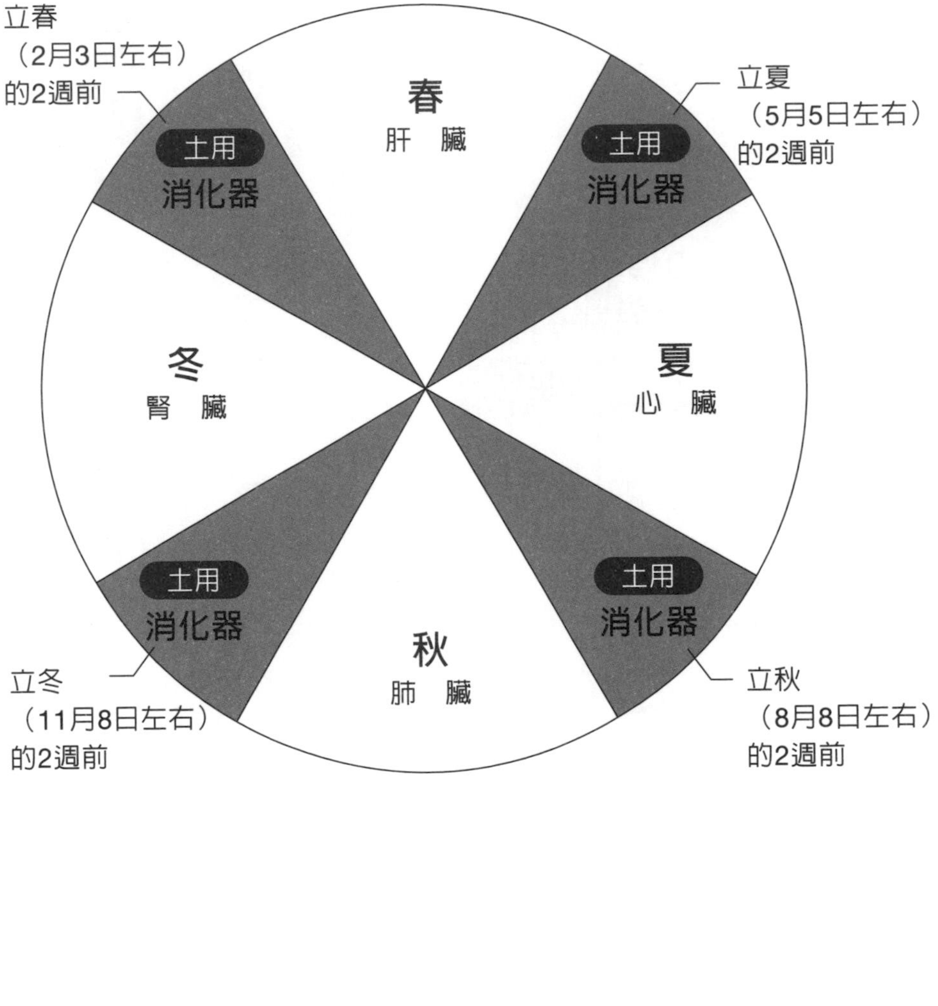
立春
（2月3日左右）
的2週前
春
肝 臟
立夏
（5月5日左右）
的2週前
土用
消化器
土用
消化器
冬
腎 臟
夏
心 臟
土用
消化器
土用
消化器
秋
肺 臟
立冬
（11月8日左右）
的2週前
立秋
（8月8日左右）
的2週前

2-4

如何因應「瞑眩反應」

POINT

①排寒療法根源自中醫
②瞑眩反應不是惡化
③瞑眩反應是必經難關

捨棄至今的常識

■西方醫學及其他

◎壓制症狀
◎去除生病的部位
◎許多病原因不明、
找不到治療方法

概念180度不同！

■排寒療法

◎症狀是在排毒，
不壓制反催出
◎提升體溫，
加強血液循環，
讓毒素排出體外
◎只要加強自然治癒力，
自己就能治萬病

若被以往的醫學觀念束縛，可治之病亦無可治。

排寒療法是全新醫學

很多人都把排寒療法當成「健康法」的一種，但它不是健康法，而是一門特別的「排寒醫學」，這樣說或許比較容易讓人理解。

或許有人有這樣的疑問：「那麼，它和中醫有什麼不同？」在中國悠久的中醫史裡，有一派專攻「汗、吐、下」三法，那就是排寒醫學的起源。但是隨著時代變遷，當權者對治療法的要求越加刁鑽任性，當皇帝要御醫「治好他的頭痛」，如果御醫敢回答「那是排毒，請陛下忍耐」，可是會被砍頭的。漸漸地，中醫就從原本積極的「排毒外放」，變爲「壓抑症狀」。因此，大家可以將排寒療法視爲不同以往中醫的「另類醫學」。

經常有人問我：「排寒療法如果搭配針灸及中藥，效果會不會更好？」雖然不是不行，但一有不慎，排毒過程就很可能受到影

生病的症狀

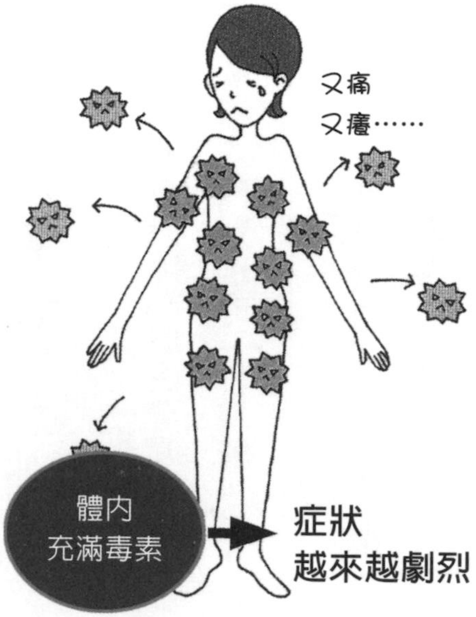
又痛
又癢……
體內
充滿毒素
症狀
越來越劇烈

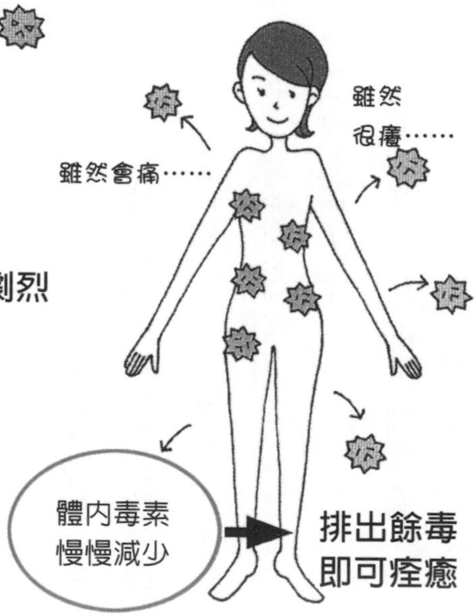
雖然
很癢……
雖然會痛……
體內毒素
慢慢減少
排出餘毒
即可痊癒

瞑眩反應的症狀

響，因此要特別小心，最好還是用排寒療法直接將體內毒素全部排除乾淨。

●瞑眩反應不是副作用

生病的時候，身體的本能會失常，導致排毒功能降低。

但是，一旦開始排寒，身體機能就會慢慢恢復正常，同時啓動自然良能，讓知覺變得敏感。這時如果足部受到寒氣入侵，馬上就會感到寒冷，不自覺想多穿幾雙襪子；或是稍微吃過多，就會胃痛或是想吐。有人則是一不舒服，皮膚就會長濕疹，這表示其體內毒素主要經由皮膚排出，因此會出現嚴重搔癢、膿胞或發炎等症狀。

這種「體質開始好轉便產生的短暫劇烈症狀」，就是「瞑眩反應」。

現在，我們來想像一下體內累積了滿滿「10」的毒素，接著又多出了「5」的新毒，由於身體已經容納不了，這多出來的「5」就會變成病症發作，而體內還是有滿滿「10」的毒素。

而瞑眩反應，則是身體將「10中之5」，也就是一半的毒素利用症狀排出的情況，雖然同樣是「5」的嚴重程度，但卻不是生病，只要等剩下的「5」也排除乾淨，身體就能完全恢復健康。

一邊是眞的生病，症狀會逐漸加重；一邊是瞑眩反應，症狀會慢慢好轉，兩者乍看之下雖然相像，事實上卻完全不一樣。生病所發作的症狀會讓人痛苦不堪，失去體力；瞑眩反應卻會讓人身體越來越輕快，臉色也會變好。

但是，如果一直以爲自己「狀況惡化」而擔心不已，反而會因心理作用導致眞的出現重病感，讓身體不適，因此不要被瞑眩反應的症狀影響，繼續努力排寒就好。

● 排寒的奇症怪狀——①

意想不到的狀況

有些人的瞑眩反應很弱，甚至完全沒有瞑眩反應，因此大家不需要太擔心。

每個人的瞑眩反應都不同，但這表示排寒療法確實出現效果，才會讓身體的排毒反應越來越強，因此不用驚慌，只要記得「這代表病情越來越好」，慢慢讓身體排出毒素吧！

※瞑眩反應較常見的症狀可參考P.152。

防毒作用

如果出現口內炎、牙周病或牙痛等問題，代表消化器不好，身體爲了避免病患攝入不好的食物、累積毒素，才出現這些症狀。

⬇可能出現這些症狀！⬆

內衣褪色	發燒
皮膚潰爛	盜汗
大腳趾指甲重長	全身無力
掉出耳穴狀耳屎	長出惡臭膿胞
毛巾變粉紅色	心跳加速
襪子破掉	面色暗沉
四處長水泡	肩膀痠痛
棉被邊緣變破爛	關節痛
蠶絲內衣破掉	背部及腹部發黑
	陰部發癢

排寒的奇症怪狀——②

半身浴有助排毒

半身浴和「頭涼腳暖」的狀態一樣，都是排毒的最佳手段。參照下頁即可明白，除了排汗以外，毒素還會以何種形式排出體內。

半身浴時要隨機應變

半身浴的基本姿勢是上半身及手臂要放到外面散熱，但如果雙手或手臂出現異位性皮膚炎的症狀，可以將這些部位泡到熱水裡輕輕按摩搓洗，這樣能排出皮膚裡的毒素，不必擔心患部會被水中的細菌感染。

半身浴的排毒方式

疲累地回到家後，只泡了10分鐘半身浴就昏睡過去，醒來後身心舒爽，晚上更容易入睡

以前幾乎都不出汗，現在卻汗如雨下，身體變得更輕鬆

在預產日前破水，泡了30至40分鐘的半身浴後情況穩定下來，去婦產科後順利生產

平常明明沒有，但一泡半身浴就出現體臭

遲遲不來的生理期突然來了

冒出髒黑的污垢*

冒出紅色汗水，毛巾都變色*

浴缸底沉澱一層黑色棉絮物*

*紅、白、青、黃、黑等排出物和五行有關（參照P83、85），有時黑色和黃色會一起排出，此時則會變成褐色。

常見的疑問

Q：沒出現瞑眩反應？

每個人的瞑眩反應都不一樣，但如果「襪子完全沒破」或「幾乎沒有瞑眩反應」，可能代表身體還沒有足夠的排毒能力，但也可能是排毒反應太緩慢，導致很難發現。曾經有病患寫信告訴我：「我嘗試穿了2週的多層襪，卻沒有任何反應，所以就停了。」但對於有些人來說，2週的時間可能還不夠，因此進行排寒時不要急，慢慢當成一般生活習慣持續下去吧！

剛開始進行排寒時，我也是完全沒有瞑眩反應，當時還有點沾沾自喜。結果7年後突然出現嚴重的反應，不但反覆發高燒，之後好幾年下半身還長出一堆噁心的濕疹。沒想到我的身體需要花那麼長的時間，才準備好要排出毒素。只要等身體「準備」好了，排毒的瞑眩反應就會連續出現，大家不用擔心。

Q：瞑眩反應多久會結束？

大家可以把瞑眩反應想成是「大掃除」，而且還是幾百年沒有打掃過的那種屋子。我們每年都會在年末幫家裡大掃除，但不管打掃得多乾淨，不到3天家裡又開始髒了。

排寒就像那樣，不是一次體內大掃除後就「排毒完畢」，只要我們活在世上，就會隨時累積毒素。食物、空氣或生活中的情緒反應，對身體來說全都是毒，因爲隨時都在累積毒素，所以人體也像家裡一樣每天都要倒垃圾。就像家裡垃圾沒有倒完的時候，體內毒素也沒有排完的時候，因此我們需要養成排寒的習慣，每天讓體內保持純淨。

當下半身長滿噁心的濕疹時，我眞的擔心到極點，因爲從小到大，我的皮膚從沒出現過問題。本來以爲症狀很快就會消除，沒想到竟然一拖好幾年，我差點撐不下去，想說乾脆吃藥或擦藥來治療，但最後還是說服自己「如果半途而廢，之前不就白費了嗎」，最後還是靠毅力撐了過去。瞑眩反應是排寒時最困難的關卡，大家一定要熬過去。

Column

快樂享受美食

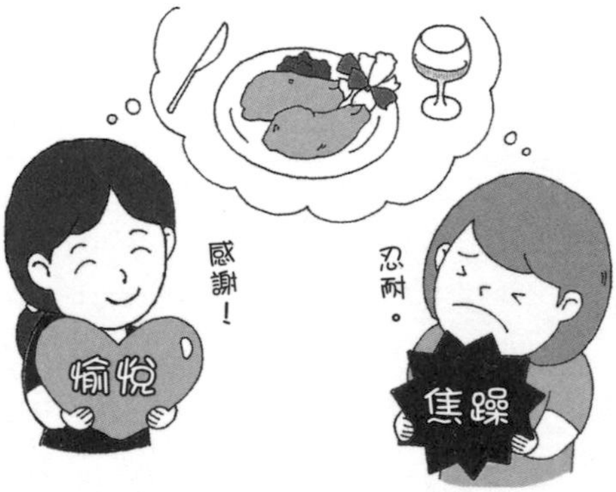

經常會有人問我，排寒是不是一定要吃玄米或不能吃魚、肉類等，雖然父親以前的確在書中寫過最好食用玄米，但他從來沒說過「一定非玄米不可」。包括肉類也是，不但不能禁吃，至少還要佔飲食中的1%。

就算吃下相同的食物，也會因為攝取方式造成不同的效果。

例如，有機會可以吃牛排時，有人會一邊吃一邊擔心：「會不會對身體不好？」如果抱著這種心情吃東西，只會留下不好的要素，好的要素全會被排擠出去，因而造成身體上的不適。與其膽戰心驚地吃東西，還不如好好懷著感謝的心情，快樂享樂美食。

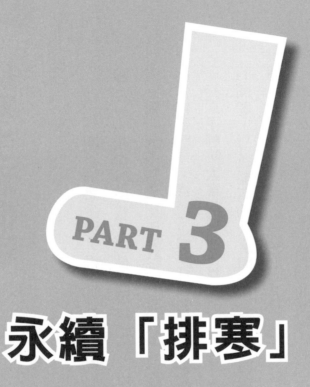

PART 3

永續「排寒」

進藤幸惠

3-1 排寒生活情報

一旦開始排寒生活，很多人就會出現如同「泡半身浴時很無聊」、「我需要排寒，但是體質很怕熱，沒辦法泡20分鐘以上的澡」或「我不知道穿什麼鞋子」等煩惱；另外也有人會出現「右肩經常疼痛」或「襪子常破在奇怪的地方」等疑問。

為了解決大家的疑問，我整理了一些在讀書會或演講時常回答的問題，以及能幫助大家堅持排寒生活的情報，希望對大家有幫助。

重要的是，要了解排寒生活的基本原則，再從中找出最適合自己的方式，不要勉強。原則雖然不變，但運用方式卻有千千萬萬，怎麼樣才能讓自己過得快樂又舒心，就全靠個人的用心及智慧了。

雖然有塑膠及金屬製的，但效果最好的還是陶瓷製品

- ➡最好戴上耐熱手套，避免倒水或運送時燙傷
- ➡如果寒氣入侵嚴重，可以慢慢增加熱水袋數量，有人甚至使用到6個
- ➡如果夏天覺得使用熱水袋太熱，可以開冷氣或吹電風扇，頭部可以用冰枕或保冷劑降溫。睡覺時上半身可穿細肩襯衣，男性或小孩子可打赤膊。
- ➡太過疲累或沒時間泡半身浴時，可增加襪子的數量，全天用熱水袋替下半身保溫。
- ➡工作時無法穿多層襪或辦公室冷氣太強，可參照P.169。
- ➡橡膠製熱水袋可壓扁，方便攜帶，同時不易損壞，可於辦公室或醫院使用。

不要忘記補充水分！

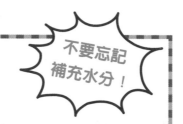

半靠著浴槽，
可以輕鬆讀書

利用浴室書架，甚至可看雜誌

超市D M或百貨公司宣傳單不怕弄濕，可以慢慢翻閱

37至38度的水溫不會冒蒸氣，不怕弄濕書本

使用防水手機或MP3聽音樂

一般的入浴劑都加有硝酸鹽或明礬等芒硝類硫酸鹽，具有各種香氣及色彩，可增加泡澡的樂趣，但保溫效果實在不佳。可選擇由松葉精華製成的藥用入浴劑「Onsens PINE BATH」或含有杉葉精華的天然入浴劑「杉子」（P.188）等，幫助促進血液循環及加強排毒效果，同時也能用在足浴。

很多人沒辦法長時間泡澡，該怎麼辦？

【覺得太熱】

➡水溫會不會太高了？

適合泡澡的溫度是40度以下，大約37至38度左右，只要習慣了，就會愈來愈舒服。覺得太熱或太冷時，可再加水調節溫度。

➡是不是連手臂一起泡了？

按照「頭涼腳暖」的原則，手臂應該放在外面散熱，只要手臂不放到熱水中，就會發現涼爽許多。

【覺得太冷】

➡先從腳開始加溫

先用熱水泡腳，再慢慢往上，這樣下半身會有慢慢變暖的感覺。

➡上半身感覺寒冷

可以先泡到肩膀（20至30秒），等10分鐘過後，下半身開始適應水溫、慢慢變暖，再抬起上半身，這麼一來就不會感覺冷了。我們常聽到媽媽跟小孩說「肩膀泡到水裡數100」，就是為了防止泡澡著涼的方法。

➡水溫變涼時熱水

在起身前，可以慢慢加熱水提高水溫，這樣在出浴時能維持保溫效果。

●水溫變涼後，開始會覺得冷

半身浴時，水溫原本就會隨著時間慢慢變涼，因此會覺得冷是理所當然的。但不知道爲什麼，卻有很多人會問我「這時該怎麼辦」……很簡單，直接加熱水就可以了！如果浴槽有加溫功能，可以直接加溫，但如果沒有，就用熱水調節水溫。

另外，爲了避免著涼，可以在起身前慢慢提高水溫，加強身體的保溫效果，出浴時就不致著涼。

●如何選擇鞋子？

一旦穿多層襪，原來的鞋子就穿不下了。除了要重新購買尺寸更大的鞋子，也要選擇鞋尖寬大的款式。原本尖頭鞋對人體就不是很好，趁著排寒的機會，就改掉這個壞習慣吧！

- ➠運動用品店有各種各樣的慢跑鞋，可以找到男女兼用的款式
- ➠如果是4至5層襪，可以試著將現有的帆布鞋鞋帶整個放鬆，說不定穿得進去
- ➠請鞋店幫忙，讓你穿上多層襪現場試穿，選擇最舒適的鞋子
- ➠如果公司沒辦法穿多層襪，回到家後一定要換上
- ➠可選擇男款的鞋子
- ➠用網購選擇喜歡的款式試穿，最後再更換適合的尺寸。
- ➠穿褲裝時，可稍微加長褲角蓋住鞋子，這樣就不用在意鞋子太大
- ➠涼鞋不但好穿也方便，可嘗試各種尺寸或款式，選擇穿起來最舒適的

●如何清洗襪子？

蠶絲及毛料可使用中性洗潔劑，再用清水手洗，這是最理想的清洗方式。沖洗時可加上少許醋，這樣能維持光澤。之後將襪子鋪開，在暗處陰乾。棉質襪可使用一般的清潔劑，和其他衣服一起清洗。

※雖然用洗衣機會稍微破壞蠶絲的觸感，但很多人還是會將蠶絲衣服放入洗衣網，再和其他衣服一起清洗。

像我現在每天都穿14層襪子，因為數量太多了，所以都是和內衣一起放入洗衣網用洗衣機清洗。因為我有點潔癖，只要有流汗，就一定要清洗襪子，如果不洗就覺得不舒服。但有些人不是那麼在乎，覺得「襪子既沒髒也沒破」，甚至穿了半年都沒洗。

如果是最貼近肌膚的第1、2層襪子，可以頻繁換穿、減少清洗；但第3、4層的襪子最容易吸收濕氣，一旦覺得潮濕了，最好還是要清洗一遍。當然，這不是強制的，一切以大家覺得舒適的方式進行即可。

如果襪子數量太多，用洗衣機有點浪費，可以在洗澡時順便用洗髮精清洗，因爲蠶絲及毛料的成分和頭髮相近。洗完後用手輕輕扭乾再晾，很快就會乾了。

襪子穿幾層才正常？

多層襪的原則是「最少4層」，但不是只要穿4層就可以了。如果眞的想要排寒，至少要穿10層以上，但這沒有一定，基本上靠個人的判斷。

如果身體感覺到寒氣入侵，襪子穿愈多層愈好。不可思議的是，當襪子穿愈多層，身體就會愈感覺寒涼，這是因爲之前症狀太嚴重，身體對寒氣的感知到此時才恢復正常。如果寒氣入侵嚴重，記得增加襪子層數、加長半身浴的時間，並增加熱水袋的數量，這樣才能加強排寒療法的效果。

●在職場如何保持腳部溫暖

雖然很想進行排寒，但白天要上班，公司規定必須穿裙子及絲襪。冬天雖然有暖氣，但只有上半身暖和，下半身一直感覺冰冷。對於受到寒氣嚴重侵害的人來說，夏天時待在冷氣房甚至是酷刑。

這樣的人可以參照左圖，在辦公桌下放一個保溫箱暖腳，像木箱或塑膠箱等任何防水材質的箱子皆可。先在箱底墊一層毛巾，上面放熱水袋，雙腳放入後，最上面再蓋一層毛巾。這樣不但可以幫熱水袋保溫，也可以幫雙腳保暖。不必特別去買什麼特別材質，只要拿家裡現有的東西就可以了，效果真的不錯，大家可以試試看。

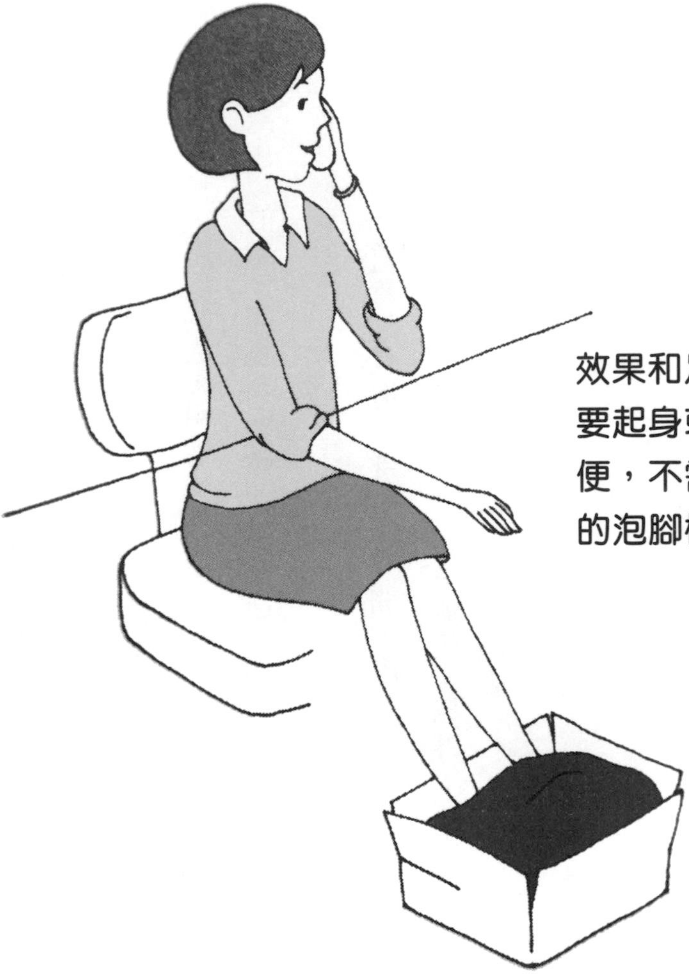

效果和足湯差不多，要起身或走動也很方便，不需要購買昂貴的泡腳機。

如果是服務業，必須常常長時間站立或走動，不常坐在辦公桌，白天工作時就很難進行排寒。不過，比起一直坐辦公桌的人，服務業比較常走動、腳不致時時冰冷，因此倒不需要太悲觀。但如果是寒氣入侵太嚴重的人，可能會痛苦異常。

如果可以的話，盡量在通勤的時候保持「頭涼腳暖」的狀態，襪子穿愈多層越好。

回到家後，盡量延長泡半身浴的時間，出浴後立刻穿上多層襪，避免著涼，最好可以一出浴缸就穿上襪子。另外，在工作場合以外的地方，要盡量注意保暖。

就像前面所說的，就寢時是最佳的排毒時間，記得放熱水袋好好溫暖下半身。

排寒前後所出現的症狀，即使相同也有所差別，每個人會出現的症狀也不同。
本圖只是最基本的參考，並非定論。

寒氣入侵＆飲食過量的外顯症狀及部位

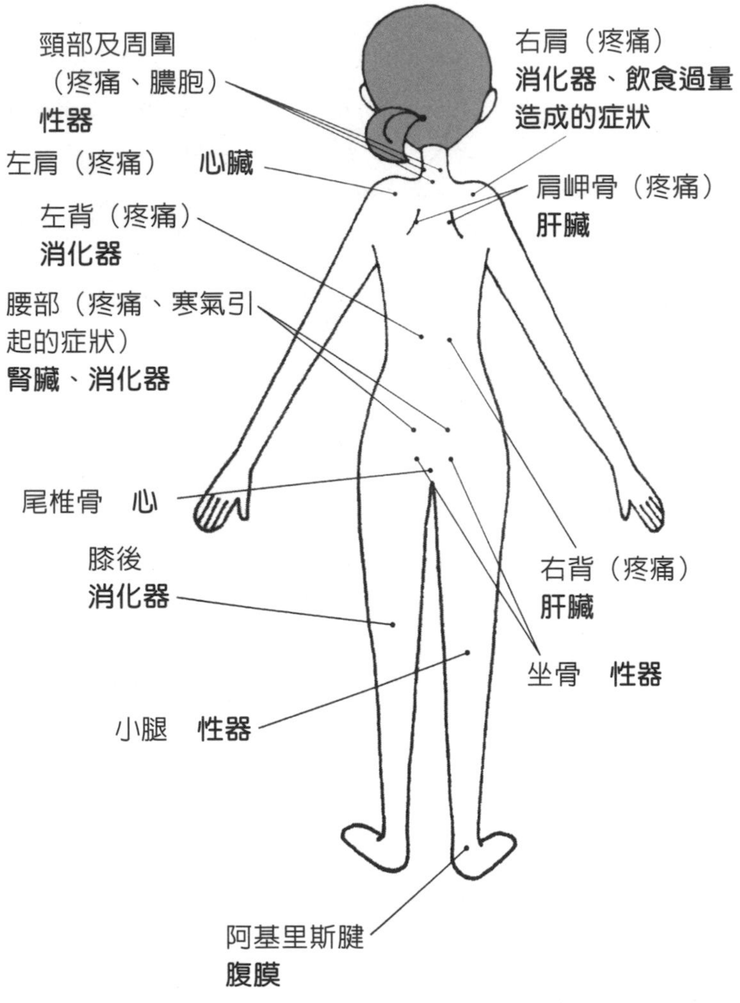

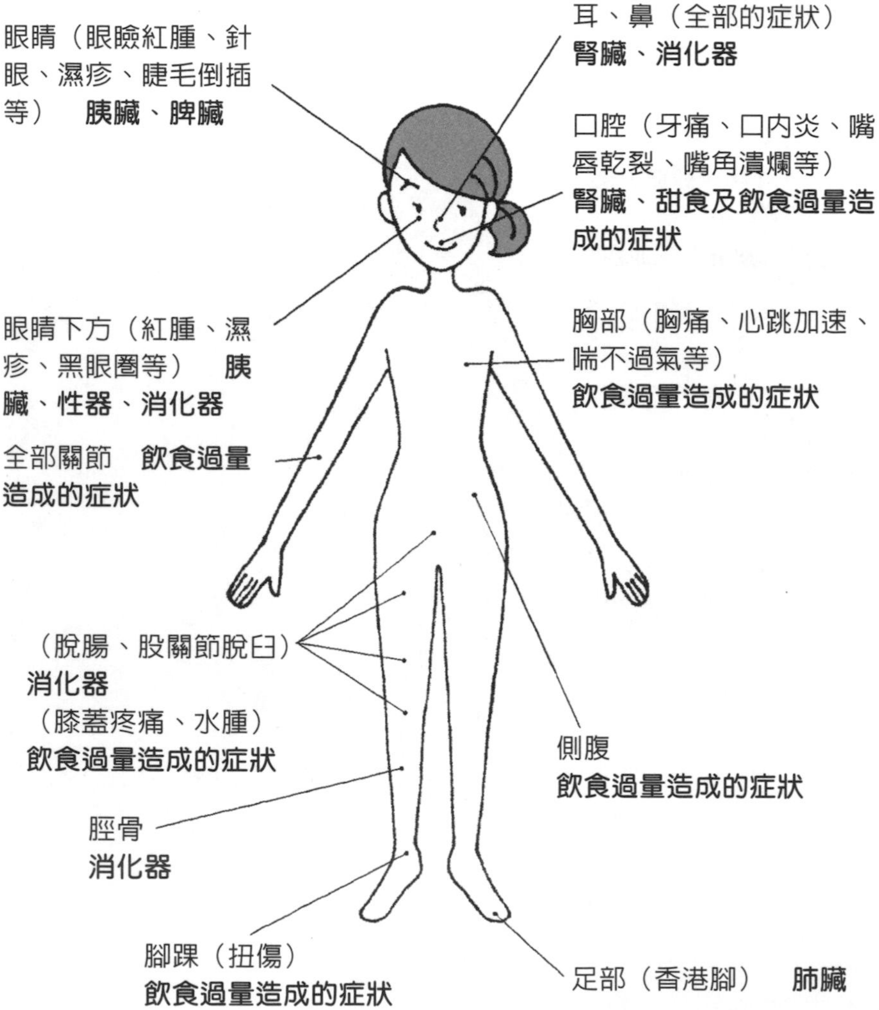
耳、鼻（全部的症狀）
腎臟、消化器
眼睛（眼瞼紅腫、針眼、濕疹、睫毛倒插等）
胰臟、脾臟
口腔（牙痛、口內炎、嘴唇乾裂、嘴角潰爛等）
腎臟、甜食及飲食過量造成的症狀
眼睛下方（紅腫、濕疹、黑眼圈等）
胰臟、性器、消化器
胸部（胸痛、心跳加速、喘不過氣等）
飲食過量造成的症狀
全部關節
飲食過量造成的症狀
（脫腸、股關節脫臼）
消化器
（膝蓋疼痛、水腫）
飲食過量造成的症狀
側腹
飲食過量造成的症狀
脛骨
消化器
腳踝（扭傷）
飲食過量造成的症狀
足部（香港腳）
肺臟

足部排毒的症狀別

襪子破洞的原因、凍瘡、香港腳、腳臭、外反姆趾

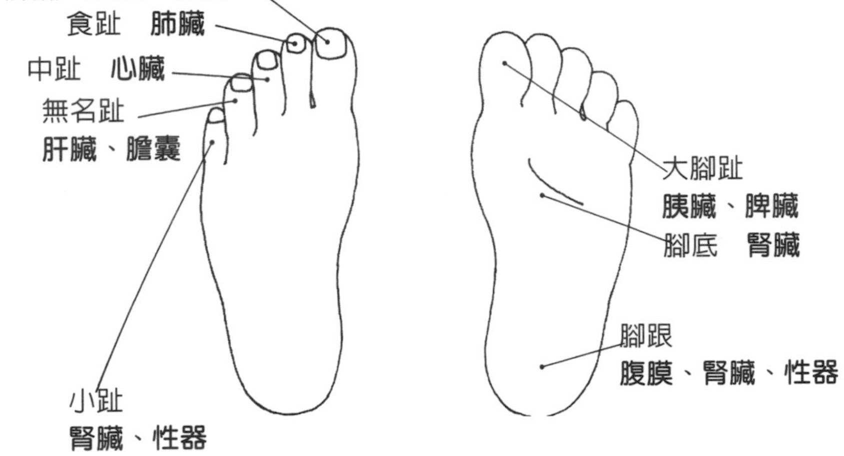

手部排毒的症狀別

富貴手、凍瘡、傷口、疣、香港手、手指挫傷、骨折、燒燙傷

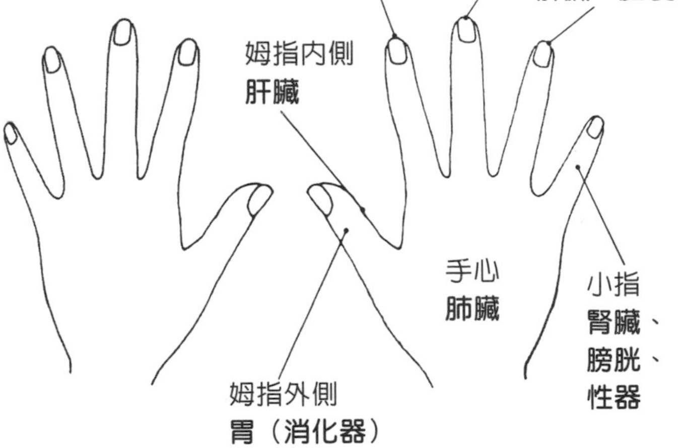

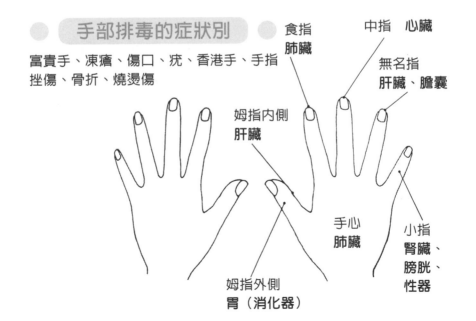

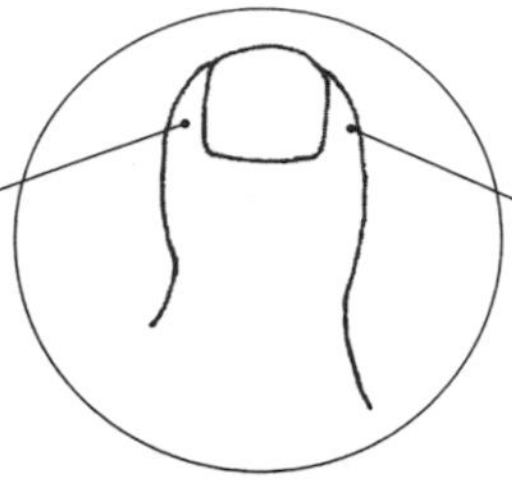

腳趾症狀範例

主要症狀

身體平常所出現的每個狀態，
都代表某種徵兆及外顯症狀

- 頭痛
- 耳鳴
- 中耳炎等耳朵相關症狀
- 鼻血、鼻水
- 鼻腔內長東西
- 口內炎、潰爛
- 舌頭潰爛
- 喉嚨痛
- 痰、咳嗽
- 牙痛
- 黑斑、雀斑、痣
- 流淚症〔流目油〕
- 濕疹、蕁麻疹
- 眼底出血
- 針眼
- 睫毛倒插
- 肩膀痠痛、頸部疼痛
- 關節疼痛
- 背部、胸部疼痛
- 異位性皮膚炎
- 膿胞
- 股關節疼痛
- 肌肉痠痛
- 腹部疼痛
- 脫腸
- 骨折
- 體臭、口臭
- 膝蓋、手肘疼痛
- 想吐
- 腰痛
- 痙攣
- 阿基里斯腱疼痛
- 香港腳
- 生理不順
- 生理期血量過多
- 痔瘡、下痢
- 痣、疣、雞眼
- 骨骼移位或側彎
- 禿頭、掉髮、白頭髮
- 所有面色
- 所有外傷

3-2

排寒成功實例

排寒同好會已經遍及日本全國，這裡介紹幾個成功的實例，希望能對排寒新手有幫助。

小女兒的腹股溝疝氣

茶山花會　松葉口津子

我接觸到排寒療法的契機，是今年28歲的小女兒當年得了嚴重的腹股溝疝氣。她在生下來第2週時，就發現體內出現很大的洞，導致腸子跑出來。雖然輾轉去了多家醫院求診，卻被醫生宣告：「不可能治好，洞也不會自行癒合。」我們抱著微小的希望準備動手術，有人就告訴我們：「聽說小牧市有位什麼病都能治的醫生，你們要不要去試試看？」他介紹的就是進藤義晴醫師。

爲了幫女兒排除寒氣，雖然她才剛出生沒多久，我還是替她穿上了多層襪。持續了一陣子之後，她體內的洞竟漸漸變小，腸子也不再時時跑出來，直到6年之後，那個洞終於完全癒合。女兒如今已平安長大成人，但每次看到她，我仍然會想起當年的辛苦。

後來再回想，其實在女兒之前，我的長男就曾在市民醫院接受過進藤醫師的診治。當時進藤醫師幾乎沒做什麼檢查，就準確地判斷出他的病情，讓我們十分驚訝，也記得當時他苦心地勸我們「要努力排寒」。

我自己是在出現腰痛的問題時才開始排寒療法，也因此，我順利地度過更年期，完全沒出現任何症狀。我實行排寒療法已經將近30年，除了親眼見證自己及孩子身上的奇蹟，也看到過各種各樣的病症。而後由於進藤醫師的請託，我開始以過來人的身分幫助許多病友，藉由電話或E-mail傾聽他們的煩惱或給予建議，希望我的分享也能給予大家一些幫助。

口耳相傳是最佳宣傳

安家座　鈴木洋子

我是在一九九五年阪神大地震的隔天，於自宅開始經營便當店。之所以有這個想法，是因爲婚前工作時深感在家做菜的困難，就想開一家提供各式營養菜色的店，幫助和我有相同困擾的人。由於店裡所有的事，從購買食材到製作菜色全都由我親手打理，因此體力負荷沉重，才3、4年就把身體搞壞了。如今回想起來，應該就是嚴重的寒氣入侵吧！當時每天都感覺腰腿沉重，腳都快抬不起來，剛好店裡有位熟客是個十分注重養生的人，他送了我一本進藤義晴醫師的書和一雙襪子。

於是，在暑假的休業期間，我照著那本書的教導開始半身浴，腳的水腫很快便消除了。但是，我直到3年後才出現瞑眩反應，膝蓋以下幾乎只能用繃帶包住。由於症狀都出現在小腿部位，大概是婦科的毛病，當時眞實地感受到，原來在排除體內毒素時會出現這樣劇烈的症狀。我開始明白排寒的重要性，也特地邀請義晴醫師來此舉辦了好幾場演講，現在則是一年4次會請幸惠老師過來。

近來，有越來越多人因爲排寒療法解決了身體上的煩惱，靠著口耳相傳，讓更多人知道了排寒療法的存在。許多朋友特地過來跟我分享「半年內治好了子宮內膜異位，現在可以懷孕了」、「開始穿5層襪子後，不到3個月就懷孕了，現在又有了第2個」等好消息。很多人一開始排寒，身體很快就恢復健康，但也有像我這種都穿了10層以上的襪子，卻久久沒辦法康復的重病患。

我的便當店每週3次會販賣玄米飯及養生菜色，住在附近的客人會經常過來吃飯聊天，有時候一待就是一整天。在聊到身體病痛時，我會分享過去的經驗及排寒療法的效果，因爲如此，讓許多第一次來的客人變成了常客。之後，開始有許多被醫院放棄的病人會過來尋求幫助或傾吐煩惱，店裡也成爲大家分享排寒療法經驗及效果的地方。

身心都溫暖，全新的人生！

排寒健幸海濱會　土井悦子

一旦開始排寒，很快就會對自己的變化感到吃驚，再回頭看看過去的自己，就會發現原因所在，也更能感受到排寒的效果，發現過去的自己做了多少「明知不對卻還是去做」的傻事。

知道原因後，心裡的結會開始慢慢打開，自己也會更加重視心靈和身體的保養，相信與生俱來的自然回復力必定會讓自己恢復元氣。

有人曾經告訴我，所謂的「恢復元氣」，就是「找回原有之氣」，我深以爲然。之後，我就開始大膽地嘗試各種事物。

從那以後，我發現自己變得更開朗、更快樂，也更幸福，同時身體也越變越好。許多知道我過去的人，在看到我現在的變化後都吃了一驚，也讓我更加開心。

身體狀況不好，人就會變得悲觀。我以前光是處理眼前的事就筋疲力盡，根本無力考慮未來，現在卻對未來充滿了希望。我開始想要創造新的人生，重活一次。

身體變好了，自然就會感覺幸福，打從心底湧出感謝之心。因爲如此，我開始幫助許多剛接觸排寒療法的人，分享自己的經驗及做法，讓大家可以重拾身心溫暖，抱著希望創造全新的人生。

每個人都有各自的緣法和時機，我只希望大家可以藉由排寒療法，讓自己身心都變得更加快樂。

紅花染是排寒利器

排寒SILK會　福澤澄子

我經營民宿已經有30年歷史。由於我自小便身體孱弱，加上民宿的工作又十分繁重，因此每天早上起床時，全身幾乎無處不痛，整張臉又黑又滿是皺紋，黑斑及雀斑也很嚴重，皮膚像砂紙一樣乾燥粗糙，每個月花在保養品的費用高達5萬日幣。我又很愛吃藥，從中藥到各種保健藥品，還有針灸、營養針等，只要人家說好的東西，我幾乎全都試過了。就算如此，我的健康還是每況愈下。

後來，一位經常來民宿的熟客，他的朋友跟我說了排寒療法，就成爲我最後一根救命的稻草。我開始穿多層襪的第1個星期，襪子就破了，幾乎每根腳趾的地方都破了一個洞；接著眼睛開始痛得睜不開，腰更是痠痛得站不起來，後來我才知道那全部都是所謂的「瞑眩反應」。而後沒多久，我的氣色漸漸變好，肩膀痠痛也治好了……到現在，氣色已經好得不用擦口紅，甚至還能每年跟熟客朋友去尼泊爾登山健行。我的先生及員工們也因爲開始了排寒療法，幾乎再也不需要醫院了。

我實行排寒療法已經長達24年，因爲朋友們的要求及請託，於10年前開始在民宿內販賣排寒相關產品，其中最特別的是一款用紅花染成的襪子及內衣。進藤義晴醫師曾說過：「紅色的能力比白色強5倍。」因此我特地去學習紅花染，創造了這種特殊產品。

剛開始一直失敗，因爲還不太熟悉染法的關係，一直出現染色不均的狀況，直到2年前才終於研發出令自己滿意的產品。這種方法是將紅花的花瓣色素萃取出來，再將布料浸入當中染色。如果要染成黃色，必須浸染100次；如果要染成紅色，更要浸染150次。爲了獲得紅花染的最大療效，完全不使用化學藥劑，一切用手工完成，因此可說極爲繁複。

紅花染自古就被用在腰帶及中衣等之上，給人溫暖又充滿希望之感，據說對所有婦科疾病都有很棒的療效，對治療尿失禁也有幫助。

因亡夫而開始的排寒

Candy Kate 長澤惠子

我開始接觸到排寒療法，是因爲我先生得了食道癌。之前，我們一直使用延壽飲食（Macrobiotic），再經由相關的朋友得知了排寒療法。當時我並沒有太在意，只是當作閒聊的話題聽完就算了。

直到後來，我先生的病情惡化，朋友借了我進藤義晴醫師的書，我開始寫信給進藤醫師，他介紹我們去了「安家座」（參照P. 181）。

由於當時我們對排寒療法都不甚了解，便打電話到「安家座」，他們熱心地將所有排寒需要的物品全送了過來，包括內衣、襪子、熱水袋等，我立刻幫我先生換上，也穿上多層襪。

或許是回到家覺得安心吧，原本我先生在醫院一直喊著背痛、呼吸困難，在換上蠶絲衣襪後沒多久，就安穩地進入睡眠，令我印象極爲深刻。

我先生過逝後，好一段時間我沒辦法讀進藤醫師的書，但某一天，我忽然也想試試看排寒療法。於是我再一次聯絡了「安家座」，請教許多排寒相關知識，同時邀請幸惠老師舉辦讀書會，加深自己對排寒療法的了解。

剛開始，我的二兒子看到我穿多層襪，覺得又奇怪又好笑，等到他自己嘗試過後，也愛上了穿多層襪的感覺。他說，穿上多層襪感覺連心都變溫暖了。我向朋友說了兒子的感覺，大家都表示深有同感。最近連我的大兒子都開始排寒，他發現自己的身體被寒氣侵害得很嚴重，便每天都認眞地穿上多層襪、泡半身浴，氣色漸漸越變越好，變化之大旁人都看得出來。

我不曾生過什麼大病，至今也沒出現瞑眩反應，但從朋友的經驗談中，得知他們都出現了各種症狀。沒想到每個人排寒的反應差別如此之大，讓人再次了解排寒世界的精深。

希望更多人知道排寒療法

841樂天店　寺田彌生

我原本經營無指手套的生意，後來聽到合作廠商炫耀他們「做五指襪的技術很好」，經過研究調查，才知道了「排寒療法」。當時我鼓起勇氣打電話給幸惠老師，之後便應邀去參加了讀書會。之後，我開始定時參加讀書會，同時在部落格刊載討論內容，提供給無法到場的朋友們參考。

我本身的體質很糟，不但有肩膀痠痛、鼻炎等毛病，還有嚴重的異位性皮膚炎。吃了一陣子的延壽飲食後，雖然症狀有所改善，但我當時的重心只放在「飲食」上面。

後來，我知道了排寒療法，才知道不光只是改變飲食就好，還必須從「寒氣」、「心」及「飲食」全方面考量。我開始實行排寒療法，並在部落格上刊載自己及家人的親身體驗，希望能讓更多人知道排寒療法，並因此獲得幫助。

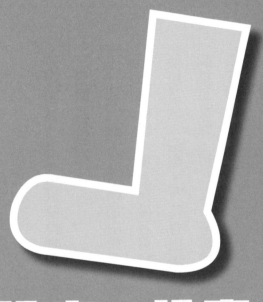

排寒＆排毒
生活的有用道具

暖水袋

暖水袋選擇陶瓷製的最好，很多相關專門店或網路上都買得到。

市售商品有便於攜帶的橡膠製品，也有可以放在腹部或患部的矽膠製品，大家可以依自身情況選擇適用的。

松葉入浴劑

這個粉末入浴劑是由松葉精華製成，可促進全身血液循環，排寒效果極佳；加上保溫效果持續力強，即使泡完澡也不容易著涼。使用這個入浴劑，有時會出現皮膚長膿胞或痛癢的情形，那是身體的排毒反應，可以在入浴時按壓磨擦，幫助消除痛癢。

杉葉精華液

這是作者特別爲了排寒療法而開發出來的天然入浴劑，排毒效果極爲優秀，由新鮮杉葉加入乾淨的深山泉水，再由人工慢火熬煮出來。杉葉精華具有保溫及促進全身血液循環的效果，還有天然的杉葉清香，泡澡後也會出現長膿胞或痛癢的情形，同樣是身體的排毒反應，稍微按壓磨擦便可消除。皮膚病患者如果泡了杉樹精華液，還可消炎止癢，幫助患部痊癒。

蠶絲浴巾

這是由排寒襪專門店「正活絹」所製作的浴巾，使用百分之百高級蠶絲製成，透氣易乾，就算不用香皂也很容易清潔身體並去角質。

排毒巾

這是靜岡縣排寒協會「ＡＧＯ」經由作者指導，用當地的清肌布再縫上一層純棉布所製成，可以直接使用，也可以沾水弄濕再用。基本使用方法是，將排毒巾捲成容易抓握的大小，再用它磨擦或擦洗身體各處，或按壓在有問題的地方幫助排毒，不過最推薦在半身浴時使用。

國家圖書館出版品預行編目（CIP）資料

百病起於寒 / 進藤義晴, 進藤幸惠著 ; 楊詠婷譯. -- 二版. -- 新北市 : 方舟文化出版 : 遠足文化事業股份有限公司發行, 2021.08
面； 公分. --（醫藥新知 ; 4010）
暢銷經典版
譯自 : これが本当の「冷えとり」の手引書
ISBN 978-986-06698-2-4(平裝)

1.健康法

411.1　　　　110009899

醫藥新知 4010

百病起於寒（暢銷經典版）

これが本当の「冷えとり」の手引書

作者　進藤義晴、進藤幸惠
譯者　楊詠婷
封面設計　耶麗米工作室
內頁設計　洸譜創意設計
主編　陳毓葳（初版）、林雋昀（二版）
總編輯　林淑雯

出版者　方舟文化／遠足文化事業股份有限公司
發行　遠足文化事業股份有限公司（讀書共和國出版集團）
231 新北市新店區民權路 108-2 號 9 樓
電話：（02）2218-1417　傳真：（02）8667-1851
劃撥帳號：19504465　戶名：遠足文化事業股份有限公司
客服專線：0800-221-029　E-MAIL：service@bookrep.com.tw
網站　www.bookrep.com.tw
印製　通南彩印股份有限公司　電話：（02）2221-3532
法律顧問　華洋法律事務所　蘇文生律師
定價　330 元
初版一刷　2014 年 2 月
二版五刷　2024 年 4 月
ISBN 978-986-06698-2-4 書號0AMS4010

方舟文化官方網站　方舟文化讀者回函

● 讀者意見回函

謝謝您購買此書。為加強對讀者的服務，請您撥冗詳細填寫本卡各資料欄，我們將會針對您給的意見加以改進，不定期提供您最新的出版訊息與優惠活動。您的支持與鼓勵，將使我們更加努力，製作更符合讀者期待的好版品。

● 讀者資料 請清楚填寫您的資料以方便我們寄書訊給您

姓　名：＿＿＿＿＿＿ 姓別：☐男 ☐女 年齡：

地　址：＿＿＿＿＿＿

E-mail ：＿＿＿＿＿＿

電　話：＿＿＿＿＿＿ 手機：＿＿＿＿＿＿ 傳真：＿＿＿＿＿＿

職　業：☐ 1. 學生 ☐ 2. 製造業 ☐ 3. 金融業 ☐ 4. 資訊業
☐ 5. 銷售業 ☐ 6. 大眾傳播 ☐ 7. 自由業 ☐ 8. 服務業
☐ 9. 軍公教 ☐ 10. 醫療保健 ☐ 11. 旅遊業 ☐ 12. 其他

購書店：＿＿＿＿＿＿

● 購書資料

1. 您通常以何種方式購書?（可複選）
☐ 1. 逛書店 ☐ 2. 網路書店 ☐ 3. 量販店 ☐ 4. 團體訂購
☐ 5. 傳真訂購 ☐ 6. 行銷人員推薦 ☐ 7. 其他

2. 您從何處得知本書?
☐ 1. 逛書店 ☐ 2. 網路blog ☐ 3. 報紙廣告 ☐ 4. 廣播節目
☐ 5. 電視節目 ☐ 6. 書評 ☐ 7. 親友推薦 ☐ 8. 行銷人員推薦

3. 您購買本書的原因?
☐ 1. 對內容感興趣 ☐ 2. 喜歡作者 ☐ 3. 工作需要

4. 您對本書評價:
☐ 1. 非常滿意 ☐ 2. 滿意 ☐ 3. 尚可 ☐ 4. 待改進

5. 您覺得本書封面與內文設計如何?
☐ 1. 非常滿意 ☐ 2. 滿意 ☐ 3. 尚可 ☐ 4. 待改進

6. 您希望看到哪一個類別的醫療書籍?
☐ 1. 聰明醫療 ☐ 2. 營養廚房 ☐ 3. 名醫開講 ☐ 4. 時尚醫美
☐ 5. 心靈關係 ☐ 6. 銀髮生活 ☐ 7. 寵物健康

7. 請問您對本書的建議：＿＿＿＿＿＿

廣	告	回	信
臺灣北區郵政管理局登記證			
第 1 4 4 3 7 號			

請直接投郵・郵資由本公司支付

23141
新北市新店區民權路108-1號4樓

遠足文化事業股份有限公司 收

請沿虛線對折裝訂後寄回，謝謝！

方舟出版

百病起於寒